Kinderkrankheiten

gestern - heute - morgen

Daniel Trappitsch

Kinderkrankheiten

gestern - heute - morgen

Erste Auflage

Verlag Netzwerk Impfentscheid

Ein Buch aus der Kleinbuchreihe Impfen
www.kleinbuchreihe-impfen.eu

Bemerkungen:
Dieses Buch soll Grundlagen vermitteln zur Entscheidungsfindung bezüglich der Impffrage. Es beruht auf dem Wissen und der persönlichen Erfahrung des Autors und ist kein Ersatz für eine persönliche Beratung.

Weder Autor noch Verlag sind für irgendwelche medizinische Forderungen verantwortlich, die sich auf das präsentierte Material beziehen.

1. Auflage 2014
Auch als E-Book erhältlich

ISBN 978-3-905353-60-0

2014 Copyright © Netzwerk Impfentscheid
Cover: Diro Anders, Schweiz
Coverbild: http://www.fotolia.com

Verlag Netzwerk Impfentscheid
Wetti 41, CH-9470 Buchs, www.impfentscheid.ch
E-Mail: info@impfentscheid.ch, Tel. + 41 (0)81 633 122 6

Satz: DTP im Verlag — Printed in Austria

Inhalt

Vorwort

Liebe Leserin, lieber Leser, liebe Eltern

Sie halten ein weiteres „Büchlein" der Kleinbuchreihe Impfen in den Händen. Besten Dank für Ihr Interesse.

In diesem Buch finden Sie viele Informationen rund um das Thema Kinderkrankheiten, dessen mögliche Ursachen, Gründe, Sinn und viele Bezüge zum Impfen. Denn vor allem die Angst, die viele Menschen vor Krankheiten haben, vor allem Eltern vor Kinderkrankheiten nicht nur ihrer Kinder, lässt ängstliche Menschen viele Fragen leider gar nicht erst stellen. Es werden Massnahmen ungefragt und leider oft auch unwissend durchgeführt. Man vertraut blind der studierten Fachperson, in diesem Falle dem Arzt.

Nur, ist dieser Glaube wirklich problemlos? Kann und soll man die Verantwortung anderen Menschen übergeben? Ist es nicht besser, diese selbst zu übernehmen und in den eigenen Händen zu halten? Ist Angst ein guter Berater?

Viele dieser Fragen sollen erläutert und beantwortet werden. Es werden aber noch viele weitere Fragen gestellt und beantwortet, an die man oft in diesem Zusammenhang gar nicht erst denkt. Dieses Buch ist ein kleiner Schatz an wichtigen Informationen rund um die Entwicklung der Kinderkrankheiten und Impfungen.

Was Sie aber in diesem Buch nicht finden, ist die Aufstellung der Symptome der einzelnen Kinderkrankheiten, die Erklärung der einzelnen Impfungen oder Behandlungsvorschläge. Dafür steht Ihnen andere Literatur zur Verfügung.[1] Gedacht ist jedes dieser Bücher aus der Kleinbuchreihe als eine individuelle Einstiegsmöglichkeit in das Thema Impfen, ganz nach dem Resonanzprinzip. Auf wenigen Seiten wird ein Thema so dargestellt, dass es als Grundlage für weitere Entscheide gelten kann. Und genau dies erhalten Sie auch in diesem Buch „Kinderkrankheiten und Impfungen".

Nun wünsche ich Ihnen viele interessante und hilfreiche Erkenntnisse, in der Hoffnung, dass Sie Ihre eigene Meinung bilden, die Verantwortung definitiv übernehmen und den richtigen Entscheid fällen können.

Daniel Trappitsch im Januar 2014

---

[1] Siehe Literaturverzeichnis am Ende des Buches.

Einleitung

Bis vor wenigen Jahrzehnten war es völlig normal, dass gewisse Erkrankungen durchgemacht werden sollten, sie haben nachweislich den Menschen gestärkt. So waren die aus Erfahrungen klug gewordenen Eltern froh, wenn ihre Sprösslinge eine typische Kinderkrankheit, wie die Masern, die Röteln usw., durchgemacht haben. Die Eltern wussten, dass die Kinder damit in Zukunft weniger anfällig für andere Krankheiten waren und sie sich auch im psychischen Bereich weiter entwickeln konnten. Die Zustände vor 150 Jahren brachten es mit sich, dass es viele Todesfälle aufgrund von heute praktisch ungefährlichen Krankheiten gab. Die Gründe liegen aber anderst gelagert, als uns heute die offiziellen Gesundheitsämter (eigentlich Krankheitsämter) weismachen wollen. Dazu aber später.

Ein Grossteil der Menschen hat sich heute so weit von den natürlichen Prozessen entfernt, dass viele bereits bei einem kleinen gesundheitlichen Problem den synthetischen lebensfeindlichen Produkten (Pharmazeutika) den Vorrang vor den natürlichen lebensnahen Heilmitteln geben. Diese Problematik hat sich die Menschheit nicht selbst beigebracht, sondern sie wurde in diese Richtung erzogen, gar umerzogen.

Menschen, die sich der wirklichen Ordnung und Kraft der Natur wieder bewusst werden, erkennen, dass Krankheiten durchaus auch einen Sinn haben können. Wenn Menschen sich selbst um ihre Gesundheit kümmern und nicht alles dem Arzt in den weissen Kittel legen, sich, wenn nötig, hauptsächlich naturheilkundlich behandeln lassen, solche Menschen haben durchschnittlich einen wesentlich besseren Gesundheitszustand. Sie sind durchschnittlich fitter, aufgestellter und nehmen das Leben lockerer und dies ist nicht unwesentlich. Sie belasten die Krankenkosten wesentlich weniger. Sie sind sich der Zusammenhänge bewusst und leben deshalb in einer Welt, die nicht von Angst beherrscht wird. Angst wird deshalb ein eigenes Kapitel in diesem Buch sein müssen. Denn wer sich über die oft künstlich implizierten Ängste hinwegsetzen kann, erlebt eine völlig neue Qualität des irdischen Daseins. Das Urvertrauen, welches uns von gewissen Kreisen genommen wurde, kann so wiedererlangt werden. Dieses ist für ein selbstbestimmtes, unabhängiges und freies Leben in Eigenverantwortung unabdingbar.

Diese Idealvorgaben sind im Prinzip für jeden Menschen möglich zu erreichen. Es sei denn, der Körper ist schon so schwer geschädigt, dass eine Umkehr kaum mehr möglich ist. Man sollte diesen Idealzustand jedoch nicht nur erreichen wollen, sondern, wesentlich sinnvoller, erhalten wollen. Dazu bedarf es in der breiten Bevölkerung jedoch eines Umdenkens. Was dies in Bezug zu den Kinderkrankheiten bedeutet, wird nun in diesem Büchlein vorgestellt.

Natur und Natürlichkeit

Es kann davon ausgegangen werden, dass die Natur wesentlich intelligenter ist, als es der Mensch sicherlich in den nächsten Generationen jemals sein wird. Die Natur ist in sich harmonisch, sie würde ohne den Menschen bestens funktionieren, gar wesentlich besser als heute. Die Natur braucht den Menschen nicht.

Der Mensch greift jedoch nicht nur nachhaltig schädigend in den menschlichen Organismus ein, sondern tut dies auch in vielen Variationen in die Natur. Die Natur ist nicht böse, brutal oder sonst was. Sie folgt nur ihrer eigenen Gesetzmässigkeiten.

Nehmen wir zur Veranschaulichung die Fliesseigenschaften von Wasser. Wasser fliesst nie gerade aus, wie es dies heutzutage in den unzähligen Kanälen und begradigten Bachbeeten machen muss. Wasser wählt die natürliche Fliessform, den Mäander. Achten Sie in einem unberührten Gebiet einmal darauf, wie diese Gewässer sich dort den Weg durch die Gegend suchen. Dabei muss es kein grosser Fluss sein, ein Bach reicht auch. Sie werden keinen natürlich fliessenden Fluss finden, der gerade von oben nach unten fliesst, sondern immer in einer Art Schlangenlinie.

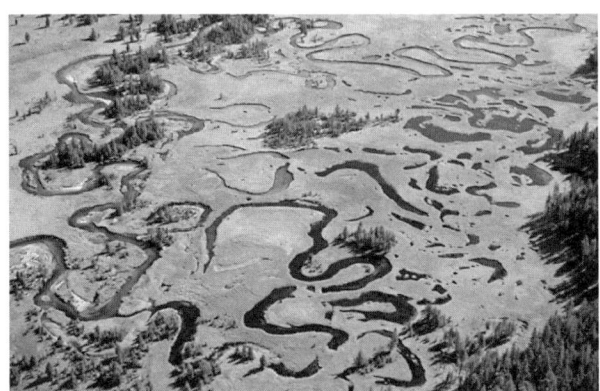

Quelle: www.mein-schoener-garten.de

Diese natürliche Fliessform versucht der Mensch seit vielen Jahren unter Kontrolle zu bringen. Er schafft dies zwar kurzzeitig, aber nicht nachhaltig. Es kann einige Jahre gut gehen, dann ergeben sich zwangsläufig Probleme. So ist es nicht verwunderlich, wenn ein in einen Kanal gezwängter Fluss sich irgendwann einmal versucht zu befreien. In Gegenden, wie z.B. der Rhein im

Bündner und St. Galler Rheintal (CH), in welchen der Fluss noch relativ schnell fliesst, kommt es selten zu Überschwemmungen, denn das Wasser fliesst innert nützlicher Zeit ab. Um diese Gefahr wusste man jedoch früher und versuchte durch richtiges angepasstes Bauen, im Flachland wie auch in den Bergen, dem zu entgehen.

In flachen Gebieten, in welchen der Fluss nur noch langsam fliesst, da ist es nicht wirklich überraschend, dass diese Gebiete immer wieder überschwemmt werden. Was früher als wertvoll betrachtet wurde, denn der Fluss brachte und bringt auch heute noch sehr fruchtbaren Schlamm mit sich, ist heute durch die Übersiedelung der natürlichen Überschwemmungsgebiete eine Katastrophe. Man baut im doppelten Sinne zu nahe ans Wasser. Der Natur die Schuld in die Schuhe zu schieben, ist kurzsichtig und bedeutet nichts anderes, als dass der Mensch nicht bereit ist, die Verantwortung für sein Tun zu übernehmen. Solche Bilder liessen sich oft verhindern, wenn der Mensch im Bereich der Flussführung sich nicht gegen die Natur gewandt hätte, sondern deren Unberechenbarkeit einkalkulieren würde.

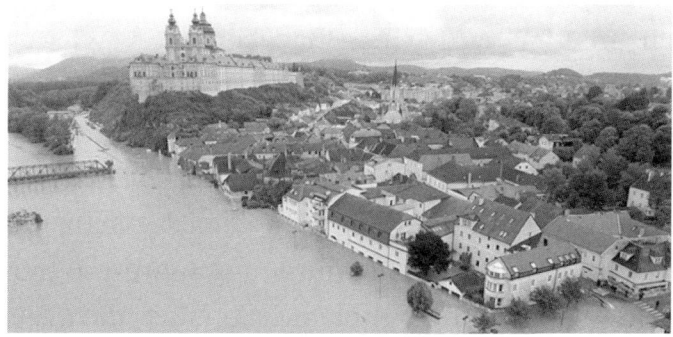

Quelle: www.österreich.at

Die natürliche Art der Wasserfliessform gründet auf einer Verwirbelung des Wassers in sich selbst. Viktor Schauberger[2] hat dies zu seiner Zeit deutlich erkannt und in einem Bild dargestellt. Diese Verwirbelungen sind enorm wichtig für die Reinigung aber auch für die energetische Aufladung des Wassers. All dies wird heute nicht mehr erkannt, es wird geradezu ignoriert.

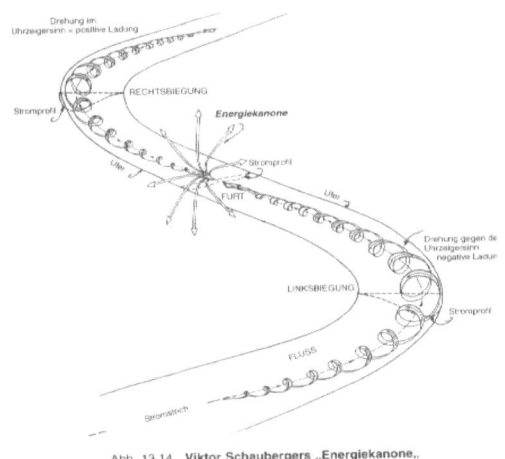

Abb. 13.14 Viktor Schaubergers „Energiekanone„.

Quelle: www.aladin24.de

Was hat dies nun alles mit unserem Thema Kinderkrankheiten und Impfungen zu tun? Sehr viel, denn wir haben jederzeit die Möglichkeit uns der natürlichen Begebenheiten wieder bewusst zu werden. Natürlich kann man nicht ganze Städte von den Flüssen entfernen und anderstwo wieder aufbauen. Man kann auch nicht „gefährliche" Flüsse umleiten oder unter die Erde verlegen. Beides wäre zu aufwendig und meist gar nicht machbar. In solchen Gegenden muss der Mensch mit natürlichen Ereignissen umgehen können.

---

[2] http://www.higher-solutions-for-your-health.com/Viktor_Schauberger.html

Im Bereich der Kinderkrankheiten können wir uns jedoch wieder bewusst machen, dass diese nicht einfach brutal, grausam und hinterhältig sind. Sie können durchaus eine Funktion, einen Sinn erfüllen, der uns im ersten Moment nicht bewusst sein kann, aber dennoch da ist. Dass aber ein unnatürliches Eingreifen viele verschiedene Nebenwirkungen bis zum Tod mit sich bringen kann, ist leider den wenigsten Menschen und auch Ärzten bekannt. Impfungen können als die unnatürliche Flussbegradigung angesehen werden.

Das Wiederfinden des Urvertrauens in die natürlichen Kräfte, dazu gehören auch der innere Arzt, die Selbstheilungskräfte, ist wohl der schwierigste Punkt, da zu einem solchen Schritt zuerst die Ängste überwunden werden müssen. Ängste, die uns eingepflanzt, in uns einprogrammiert wurden. Diese Auflösung der Ängste ist nur durch das Erlangen von Vertrauen machbar.

Der Mensch hat verlernt, mit Krankheiten vernünftig umzugehen. Die herrschende Schulmedizin suggeriert, dass alle Krankheiten schlecht sind und unbedingt ausgerottet werden sollten. Zumindest darf kein Mensch mehr krank werden, denn da sei die Gefahr viel zu hoch, dass Schlimmes passieren könnte. Man könnte zum Beispiel bleibende Behinderungen davon tragen oder gar sterben. Das Vorgehen der radikalen Vermeidung und Ausrottung von Krankheiten muss deshalb auf zwei Arten betrachtet werden: die Bestrebung an und für sich und die heute für viele kaum mehr bezahlbaren Krankheitssystemkosten (ein Gesundheitssystem gibt es schon lange nicht mehr).

Mit der Annahme, dass jede körperliche Krankheit vor allem körperliche Ursachen hat (ausgenommen sind Unfälle und Geburtsgebrechen), hat sich die heutige Naturwissenschaft in eine Sackgasse begeben, aus dieser sie nicht mehr so leicht herauskommen kann und leider auch nicht möchte. Denn eine Umkehr würde bedeuten, dass vieles was heute als „gesichertes" Wissen[3] gilt, hinterfragt und nicht selten anschliessend über den Haufen geworfen werden müsste. Dazu ist die Wissenschaft, in unserem Fall die Naturwissenschaft, nicht bereit. Dies würde neben dem Verlust von sehr viel Ansehen auch ein massiver Einbruch der (Pharma)Umsätze mit sich bringen. Beides wird mit allen Mitteln verhindert. So wird weiterhin der Glaube aufrecht erhalten, dass körperliche Krankheiten auch eine körperliche Ursache haben und mit entsprechenden Medikamenten behandelt, gar geheilt werden können. Diese Rechnung geht nachweislich nicht auf, wie die zweite Betrachtungsart, die heutigen massiven und aus dem Ruder laufenden Kosten im Krankheitsmarkt deutlich aufzeigen. Denn es gibt nicht immer mehr gesunde Menschen, sondern immer mehr Menschen, die krank sind, meist chronisch krank. Diese chronischen Erkrankungen sind sehr kostenintensiv. Eine kurzzeitige akute Erkrankung von ein paar Tagen kostet im Verhältnis zur Langzeitbehandlung einer chronischen Erkrankung von ein paar Jahren, gar Jahrzehnten wesentlich weniger.

Man könnte nun das Verschwinden der akuten Krankheiten als Erfolg der Pharma und Schulmedizin feiern. Das könnte man, wenn hier nicht die Tatsachen wären, dass es wohl zwar weniger

---

[3] Oft ist solches „Wissen" aus einem Konsens entstanden, den man eingegangen ist. Definition Konsens: Der wissenschaftliche Konsens ist die Stellung die zu einer gegebenen Zeit durch die Mehrheit der Wissenschaftler eines gegebenes Bereichs vertreten wird. Ob dieser Konsens dann auch wirklich stimmig ist, zeigt sich meist erst einiges später. Einen Konsens jedoch wieder umzustossen, ist meistens sehr schwer, da oft wissenschaftliche Karrieren an einem solchen Konsens hängen.

akut Erkrankte, dafür wesentlich mehr chronisch Erkrankte gibt. Jedes Jahr steigen die Krankenkassenprämien um einige Prozentpunkte. Für immer mehr Menschen nicht mehr bezahlbar. Eine volkswirtschaftlich gefährliche Entwicklung, die durch verschiedene Tricks der Politik versucht wird aufzuhalten. Erfolglos. Diese Abwärtsspirale wird nicht mehr vom System gestoppt werden können. Um diesen tiefen Fall stoppen oder zumindest verlangsamen zu können, braucht es eine aufgewachte selbstbewusste und eigenverantwortliche zivilisierte westliche Menschheit, die sich einerseits über die Angst stellt und andererseits eben die gesundheitliche Eigenverantwortung wieder selbst in die Hand nimmt. Diese beiden wichtigen Schlagwörter - Angst und Eigenverantwortung - sollen nun detailliert dargestellt werden.

Die Geisel der Menschheit - die Angst(störung)

Dazu soll wieder Wikipedia als Einleitung zitiert werden:

Angst ist zunächst ein notwendiger und normaler Affekt. Die Definition dessen, was als „Angststörung" zu verstehen ist, ist schwieriger zu geben. Die Kennzeichnung von Ängsten als „Störung" stützt sich auf Kriterien, die der Orientierung dienen können, letztlich aber unscharf bleiben. Wir geben hier mehrere „Definitionen" wieder, da jeder Autor andere „Kriterien" als besonders wichtig für die Hineinnahme in seine Definition empfindet und durch die vergleichende Darstellung ein Höchstmass an Einblick in die Komplexität der Störung entsteht. Klarer und einfacher ist dagegen die definitorische Kennzeichnung der „Phobie" sowie die Abgrenzung der Phobien untereinander.

Volker Faust (1995) nennt für die Abgrenzung „pathologische Ängste" (im Sinne einer Störung) gegen die „vielfältigen" angemessenen „Ängste" zwei Kriterien:

- *die „Unangemessenheit" der Angstreaktion gegenüber den Bedrohungsquellen*

- *die Symptomausprägung, wie Angstintensität, Fortbestehen der Angst (Persistenz), abnorme Angstbewältigung und subjektiver und körperlicher Beeinträchtigungsgrad.*

Angst kann vor allem dann den Stellenwert einer Krankheitsbeeinträchtigung gewinnen, wenn

- *mögliche oder tatsächliche Bedrohung in ihrer Gefährlichkeit überschätzt werden (z. B. bei Herzphobie[4] und Agoraphobie[5])*

- *Angst ohne konkrete Gefahr und Bedrohungswahrnehmung auftritt (z. B. bei Panikattacken).*

Die häufigsten Krankheiten sind laut unten stehender Grafik alles körperliche Beschwerden, bis auf den Platz 9: „depressive Episode".

---

[4] Unter Cardiophobie (syn. *Herzangst, Herzphobie, Herzneurose, Da-Costa-Syndrom,* auch *Effort-Syndrom*) versteht man die Angst, an einer bedrohlichen Herzerkrankung zu leiden oder einen Herzinfarkt zu erleiden. Diese Angst wird begleitet von vielfältigen funktionellen Störungen des Herz-Kreislauf- und Atemsystems.
[5] Als Agoraphobie bezeichnet man eine Angst bzw. ein starkes Unwohlsein an bestimmten Orten, die aus diesem Grunde gemieden werden. In schweren Fällen kann die eigene Wohnung nicht mehr verlassen werden.

Die Top Ten auf einen Blick

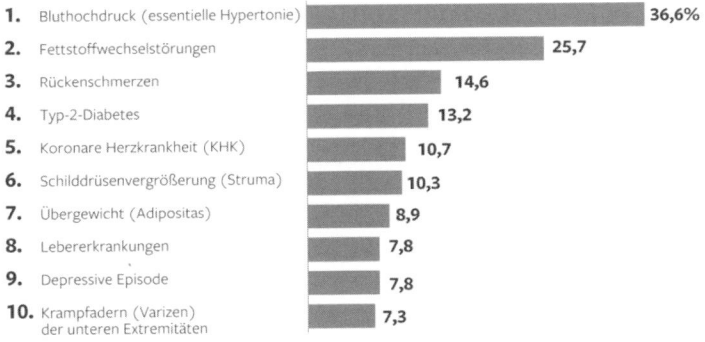

1.	Bluthochdruck (essentielle Hypertonie)	36,6%
2.	Fettstoffwechselstörungen	25,7
3.	Rückenschmerzen	14,6
4.	Typ-2-Diabetes	13,2
5.	Koronare Herzkrankheit (KHK)	10,7
6.	Schilddrüsenvergrößerung (Struma)	10,3
7.	Übergewicht (Adipositas)	8,9
8.	Lebererkrankungen	7,8
9.	Depressive Episode	7,8
10.	Krampfadern (Varizen) der unteren Extremitäten	7,3

Die häufigsten Diagnosen in der allgemeinärztlichen Praxis 2012. Analysiert wurde eine Stichprobe anonymisierter Patientendaten aus der Region Nordrhein, wobei Diagnosen berücksichtigt wurden, die Anlass für eine Behandlung waren. Mehrfachnennungen waren möglich.

Quelle: Zentralinstitut für die kassenärztliche Versorgung

Die Angst[6] hat in dieser Rangliste keinen Platz gefunden. Dies ist nicht verwunderlich. Ein gewisses Mass an Angst, besser wäre Furcht oder Vorsicht, gilt als durchaus normal und ist durchaus hilfreich und notwendig. Die dadurch entstehende Erhöhung der Aufmerksamkeit und Sensibilität der Sinnesorgane kann vor schlimm(er)en Folgen schützen. Nur, wo ist hier die Grenze zur behindernden bis krankhaften Angst? Auch sollte eine individuelle Abgrenzung zwischen Angst/Panik und der Angststörung gemacht werden. Wikipedia beschreibt dies recht gut, deshalb soll dieses, wenn auch in letzter Zeit fragwürdig erscheinende Lexikon, hier trotzdem zitiert werden:

Angststörung (einschließlich der phobischen Störung) ist ein Sammelbegriff für psychische Störungen, bei denen entweder unspezifische Angst oder aber konkrete Furcht (Phobie) vor einem Objekt bzw. einer

---

[6] Roche: Angst: Das beim Erleben (oder der Vorstellung) einer unüberwindlich erscheinenden Bedrohung auftretende beengende Gefühl des existenziellen Bedrohtseins (extrem als Todesangst). Pathologisch: krankhaft gesteigerte Angst.

Situation besteht. Auch die Panikstörung, bei der Ängste zu Panikatta-cken führen, zählt zu den Angststörungen.

Allen Angststörungen ist gemeinsam, dass die Betroffenen übermäs-sig starke Ängste haben vor Dingen, vor denen Menschen ohne Angst-störung keine oder in weit geringerem Mass Angst oder Furcht emp-finden. Dabei erkennen die betroffenen Personen eventuell zeitweise, dass ihre Angst übermässig oder unbegründet ist.

Abgrenzung Angststörung - Phobie

Wikipedia: Phobien unterscheiden sich von konkreten oder gerichte-ten einfachen Ängsten definitionsgemäss dadurch, dass bei ihnen im Sinne der Angstabwehr eine unrealistische, durch den Willen unbeein-flussbare Verschiebung des Angstobjekts gegen bessere Einsicht erfolgt ist. Dadurch wird der Kreislauf unzureichender Angstabwehr auf im-mer weitere Gegenstände ausgedehnt, denen zwar jeweils eine geringere Angstbesetzung eigen ist, die jedoch zu immer ausgedehnteren Vermei-dungshaltungen führen. Einfache Angststörungen bleiben dagegen diffus oder an reale Situationen bzw. an ein real in gewisser Weise nachvollziehbares Objekt gebunden.

Anders ausgedrückt kann dies folgendermassen verstanden werden: Ein Mensch leidet dann unter einer Angststörung, wenn er etwas vermittelt bekommen hat, z.B. durch die Eltern, Schule, Medien, Arzt und dies so oft wiederholt wurde, dass es zu sei-nem ganz normalen Denken gehört, ohne dass er sich der wirkli-chen Wahrhaftigkeit des Geglaubten bewusst ist. Diese Störung der realen Wahrnehmung führt zu Ängsten, aus welchen sich ein Mensch kaum mehr befreien kann und oft auch nicht wirklich

will[7] und lieber den vorgegebenen Massnahmen (schulmedizini-
sche Behandlung, Prävention, Impfungen usw.) den Vorzug zu
geben, als sich selbst ins Bild zu setzen, sich Wissen anzueignen,
die Eigenverantwortung zu übernehmen, um die Ursache der
Ängste zu finden und um damit allenfalls zu erkennen, dass die
Ängste meist gar keine Berechtigung haben.

Es gibt kein besseres Manipulationswerkzeug, neben dem
Geld, als die Ängste. Damit können ganze Völker gesteuert und
z.B. in den Krieg geführt werden. Früher waren es in unseren
Breitengraden die irdischen Vertreter Gottes, die selbsternannten
Götter auf Erden, die Religionen. Heute sind es die Götter in
Weiss. Die Farbe der Bekleidung hat sich gewechselt, die Vorgehensweise nicht. Früher wurde von den Kirchen gedroht (heute
vereinzelt immer noch), dass die Menschen in die Hölle kommen, wenn sie sich nicht so verhalten, wie von der Institution
Kirche gefordert. Heute wird man schwer krank und stirbt daran, wenn man sich nicht schulmedizinisch (präventiv) behandeln
lässt. Man stirbt oder wird zumindest schwer geschädigt, wenn
man den Blutdruck nicht senkt, das ach so böse Cholesterin[8] bin-
det oder eben sich nicht impfen lässt. Dogmen der einen manipulativen Institution haben die Dogmen der anderen manipulativen
Institution abgelöst. Nichts anderes als alter Wein in neuen
Schläuchen.

---

[7] Eins der grösseren Probleme in der Behandlung von nicht wenigen kranken Menschen besteht darin, dass
sie Angst haben durch eine Gesundung einen wichtigen Lebensinhalt, die Krankheit und dessen Aufmerksamkeit im Umfeld, zu verlieren. Denn die Krankheit ist bereits Gewohnheitssache und gehört halt eben
irgendwie dazu. Diese Konstellation macht es sehr schwer, auch andere Denkens- resp. Glaubensmuster
abzulegen.
[8] Was es mit dem guten und bösen Cholesterin auf sich hat, erfahren Sie in diesem Buch noch.

Deshalb leiden heute die Menschen oft an einer so genannten phobischen generalisierten Störung. Diese macht sich laut Wikipedia folgendermassen bemerkbar. (Die Erklärungen in *Kursiv* wurden vom Autor hinzugefügt und haben jeweils einen Bezug zur Krankheit Angststörung, damit die Zusammenhänge zum Thema dieses Buches hergestellt werden können):

1. die Angst ist der Situation nicht angemessen

   Angst beruht oft auf Unwissen und blindem Glauben in z.B. Koryphäen, in unserem Thema in die Ärzte, dass diese es ja schon wissen, weil sie ja studiert haben. Wer aber die Ausbildung eines Arztes zum Thema Impfen kennt, wird diesen blinden Glauben schnell wieder ablegen.

2. die entsprechenden Angstreaktionen halten deutlich länger an, als nötig wäre

   Manche Menschen haben ein Leben lang Angst vor einer Krankheit und bekommen diese dann gar noch. In der Medizin wird hier von der Hypochondrie geredet. Dass jedoch die Angst die Krankheitsentwicklung zumindest stark beeinflusst hat, davon wird nicht ausgegangen, sondern es sei halt Schicksal. Ein krankhafter Auswuchs dieser Panikmache war z.B. die Brustamputation von Angelina Jolie im Jahr 2013[9].

3. die besonders geartete Angst ist durch die Betroffenen weder erklärbar, beeinflussbar noch zu bewältigen

   In einem Gespräch kann man nicht selten die Beobachtung machen, dass der Mensch gegenüber seine Ängste wohl hat,

---

[9] http://www.spiegel.de/gesundheit/diagnose/brust-amputation-angelina-jolie-trifft-eine-mutige-entscheidung-a-899753.html

*aber nicht sagen kann, warum er sie hat. Oft kommen dann ir-
gendwelche Ausflüchte oder sie entziehen sich der Diskussion
und wollen gar nicht mehr darüber diskutieren. Dies ist nicht
untypisch, hat man doch Angst, es könnte noch schlimmer
werden, man könnte den Boden unter den Füssen verlieren
oder eben, man verliert einen „wichtigen" Inhalt seines Lebens, auf den man meint, nicht verzichten zu können.*

4. die Ängste führen zu deutlichen Beeinträchtigungen des
   Lebens der Betroffenen

   *Vor allem zur gesundheitlichen Beeinträchtigung. Denn wie
   sagte doch Hiob schon: was ich fürchtete ist eingetroffen. Man
   spricht in diesem Zusammenhang vom Resonanzprinzip.*

5. die Ängste schränken den Kontakt zu fremden Menschen
   ein

   *Vor allem zu anders denkenden Menschen. Man verweilt lie-
   ber unter seinesgleichen, nur um nicht mit einem anders denkenden Menschen konfrontiert zu werden. Man holt sich seine
   Streicheleinheiten dort ab, wo man sie auch bekommt. Oft geben sich die Menschen zwar weltoffen, aber bei genauem Hin-
   schauen, verharren sie stur in ihrem eigenen Denken. Sie reduzieren ihr Weltbild auf ein paar wenige Glaubenssätze und
   leben, nach ihrem Dafürhalten, gut damit. Diese Problematik
   ist nicht nur im Bereich der Gesundheit zu sehen, sondern
   zieht sich durch alle gesellschaftsrelevanten Bereiche und alle
   Bildungsniveaus durch.*

Der Ausstieg aus dieser Abwärtsspirale ist einfacher dargelegt, als umgesetzt. Es bedarf einer Umkehr. Einer Umkehr seiner
Glaubenssätze und Glaubensgrundlagen: vom blinden Glauben

zum sehenden Wissen. Dazu muss man aber zumindest ein klein wenig bereit sein. Oder anders ausgedrückt: die Tür muss einen kleinen Spalt geöffnet sein, damit das Licht der Erkenntnis auch in den Raum dahinter eindringen kann. Diese Türe kann aber niemand aufmachen, schon gar nicht aufbrechen. Dies liegt alleine an dem Menschen, der sich hinter der Türe befindet. Nur er ist dafür verantwortlich und muss bereit dazu sein.

Ist die Türe einen kleinen Spalt geöffnet und der Mensch bekommt Vertrauen (der wichtigste Auflösefaktor der Angst) vermindert sich die Angst kontinuierlich. So öffnet sich die Türe Millimeter um Millimeter, bis sie schliesslich so weit geöffnet ist, um den nächsten Schritt zu wagen, den Schritt zur Eigenverantwortung, nicht nur im Bereich der Gesundheit, sondern des gesamten Lebens. Den Schritt hinaus in eine neue Zukunft.

Es wird nun erkannt, dass man einem Trugbild, einer Art Opferhaltung erlegen ist und die bisherige Angst einem nicht nur der Freiheit beraubt hat, sondern dass man oft auch grundlos krank vor Angst war. Man verfing sich in seiner Opferrolle.

Mit einem Aspekt der Transaktionsanalyse kann die Gegenüberstellung von Angst und Vertrauen gut dargestellt werden: mit dem Drama- und Gewinner-Dreieck. Für das Verständnis macht es Sinn, diese beiden Varianten näher zu betrachten.

Das Drama-Dreieck - die Angst(macher)-Variante

Das Drama-Dreieck besteht aus den Positionen „Verfolger", „Retter" und „Opfer". Im Drama-Dreieck gibt es keinen Erwachsenenanteil. Entweder sind die Beteiligten in der negativ besetzten "Elternrolle" - belehrend, von oben herab, besserwisserisch -

oder der naiven Kindheitsrolle - trötzelnd, unbelehrbar, "kindisch" aber auch überangepasst. Der Erwachsenenanteil, der realitätsbezogene, klardenkende und handelnde Teil mit einer gesunden positiven Mischung aus den Aspekten Eltern-, Kind- und Erwachsenen-Ich, fehlt völlig. Die einzelnen Positionen sehen demnach in Etwa so aus:

Der Verfolger braucht und will klare Strukturen, die nicht gebrochen oder in Frage gestellt werden dürfen. Er kann ekelhaft lästig und aufsässig sein. Meist ist er ein Schreibtischtäter, der von oben herab auf seine Gegenüber eine oft ungute Macht ausübt. Der Verfolger ist aber auch überbeschützend fürsorglich.

Der Retter leidet im Drama unter dem Helfersyndrom, sucht intensiv seine Opfer und zwingt seinen Opfern die Hilfe oft richtiggehend auf. Er ist auch nicht interessiert daran, dass sein Opfer aus der Opferrolle aussteigt, sondern versucht dieses dort zu behalten, um es weiterhin „betreuen" zu können.

Das Opfer ist dauernd am Jammern, es will bemitleidet werden und ist dauernd auf der Suche nach einem Verfolger und Retter. Kann ohne diese nicht leben. Beim klassischen negativen Opfer besteht kein Anlass aus dieser Rolle aussteigen zu wollen, denn die anderen sind ja Schuld an seiner Lage. Es braucht seine Rolle und seine Probleme, vor allem seine gesundheitlichen Probleme. Das Opfer wird jedoch auch gerne zum verantwortlichen Teil einer Problematik gemacht. Der so genannte Sündenbock.

In der Übersicht sieht dies so aus:

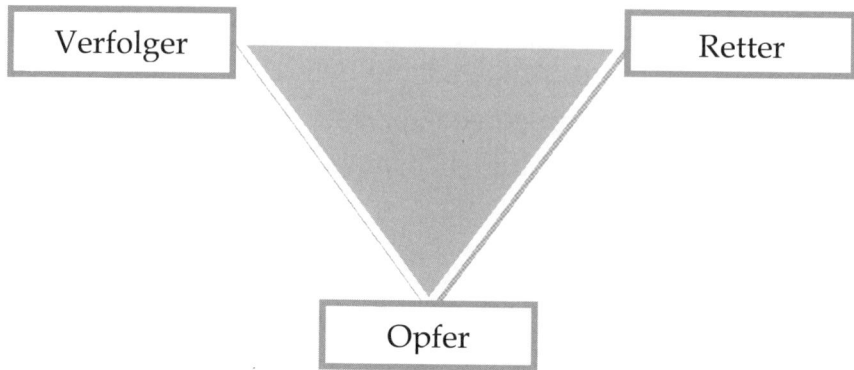

In Bezug zur Schulmedizin und dem Impfen könnte dieses Dreieck auch folgendermassen benannt werden:

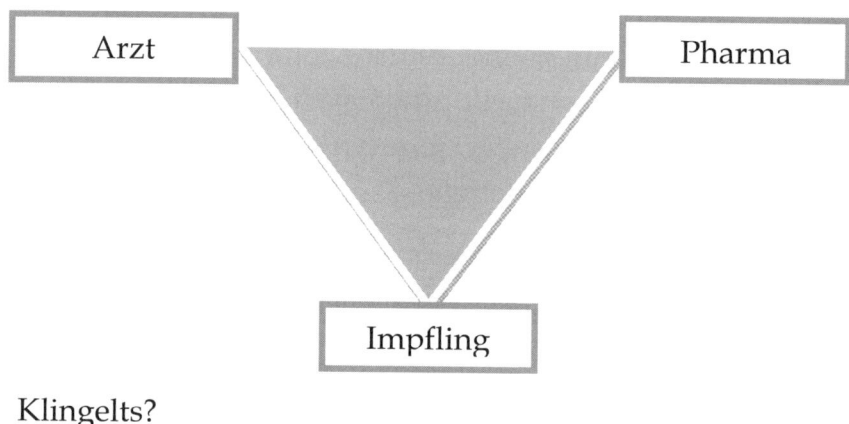

Klingelts?

Das Gewinner-Dreieck - die Vertrauen(schöpfende)-Variante

Es gibt immer auch eine Gegenseite. Man kann dies mit einer Waage oder Pendel vergleichen. Im Chinesischen wird von Yin/Yang geredet. Also muss es zum Drama-Dreieck ein Pendant geben. Dieses nennt sich Gewinner-Dreieck, welches auf

gegenseitiger Achtung und Vertrauen aufbaut, und sieht folgendermassen aus:

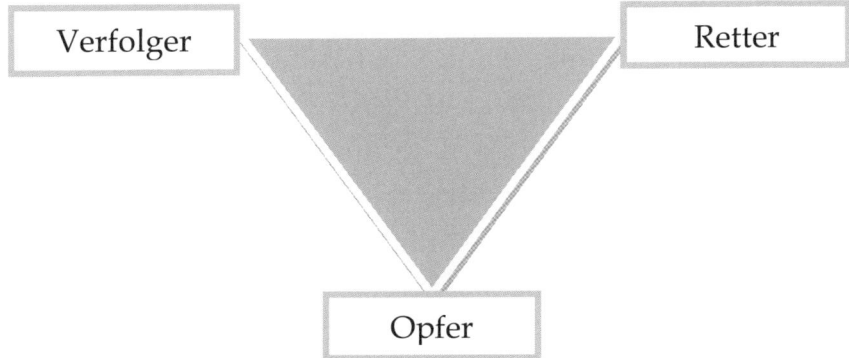

Im Gewinner-Dreieck agieren die Beteiligten aus dem Erwachsenen-Ich, welches oben schon beschrieben wurde. Es findet dadurch ein Austausch auf einer wesentlich menschlicheren
und vernunftbezogenen Ebene statt, als beim Drama-Dreieck.
Die Umgangskultur unter den Beteiligten ist wesentlich ange-
nehmer, da keine Konkurrenzkämpfe auf tiefer Ebene ausgeführt
werden (müssen).

Der Verfolger hat ein gutes Selbstwertgefühl, ist aber nicht ar-
rogant und stellt sich nicht über andere. Kann gut verhandeln.
Seine Kleinkariertheit ist seine Stärke. Er sieht seine Gegenüber
als auf gleicher Ebene stehend. Er achtet klar auf seine Grenzen
und überschreitet diese nicht.

Der Retter ist fürsorglich, alle Bedürfnisse der „Opfer" werden akzeptiert und in den Umgang und die weiteren Schritte
integriert, sicherlich wird das Opfer nicht ausgenutzt oder dessen Schwächen zum Nachteil verwendet. Der freie Wille des Op-
fers wird jederzeit akzeptiert. Der Retter fragt, ob das Opfer et-

was will und zwingt es ihm nicht auf. Er bringt allen anderen den entsprechenden Respekt entgegen. Nimmt Rücksicht auf seine Umwelt und sieht sich als Teil des Ganzen.

Das Opfer im Gewinner-Dreieck ist kein typisches Opfer. Es kennt zwar seine Sensibilität, seine Verletzlichkeit und Empfindsamkeit, aber es leidet nicht darunter und sieht diese Aspekte in keinem Fall als negativ oder Schwäche, sondern setzt diese bewusst als Stärke ein. Die Feinfühligkeit und die daraus entstehende Verletzlichkeit brauchen in entsprechenden Situationen starke Stützen. Diese findet das Opfer im Retter, aber auch im Verfolger.

Würde das Gewinner-Dreieck im Bereich der Gesundheit bereits angewendet, würde eine gegenseitige Achtung, nicht nur der Patienten (Opfer), sondern auch der Verfolger (Therapeuten, Ärzte, Naturheilkundige, Gesundheitsbehörden) und der Retter (Medikamentenhersteller, wie Pharma, Naturheilmittel) bestehen, es gäbe keinen Druck, kein Zwang und schon gar keine Angstmacherei. Die individuellen Freiheiten würden belassen werden. Macht bräuchte niemand, denn niemand wäre so schwach, dass er Machtpositionen brauchen würde. Das Gewinner-Dreieck würde im Bereich der Gesundheit nun so aussehen:

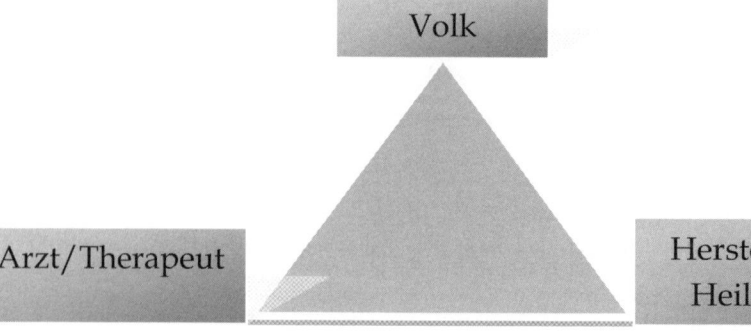

Von diesem Idealzustand sind wir leider relativ weit entfernt. Über den Patienten, das Volk oder in unserem Fall Impfling wird bestimmt. Das Volk muss[10] den Gesundheitsbehörden Folge leisten. Die Politik, gesteuert durch die Lobbyisten im Parlament, gibt die Marschrichtung vor. Gesetze werden gegen das Gewinner-Dreieck für das Drama-Dreieck erstellt und eingeführt. Das Volk wird in die Opferrolle gedrängt, ob es das nun will oder nicht.

Vielen Menschen gefällt das, denn sie werden mit Medikamenten und Impfungen gegen ihre Ängste ausgestattet. Damit sind sie zufrieden und sitzen in der vermeintlichen sicheren Position, gesund alt zu werden.

Wehe aber, es kommt einer daher und will das Dreieck umdrehen, auf die Basis stellen (auf welcher es übrigens viel stabiler steht). Das würde bedeuten, dass ein mühsam zusammengezimmertes Weltbild über den Haufen geworfen werden könnte. Das wird nicht akzeptiert. Man verweilt lieber in der Opferrolle und verteidigt diese mit Sturheit, Dogmen und haltlosen Anschuldigungen an die, die dafür verantwortlich zu sein scheinen.

Aber genau aus dieser Abwärtsspirale muss der Mensch aussteigen, wenn er nicht untergehen will, dauerhaft in seiner Opferrolle verharren und krank werden oder gar bleiben will. Nichts ist unmöglich...

---

[10] Muss es das wirklich? Laut Bundesverfassung der meisten zivilisierten westlichen Länder, besitzen die Menschen Grundrechte. Jedoch werden diese immer stärker ausgehebelt. Siehe neues Epidemiengesetz in der Schweiz, welches am 1.1.2016 eingeführt wird. (www.nein-zum-Impfzwang.ch)

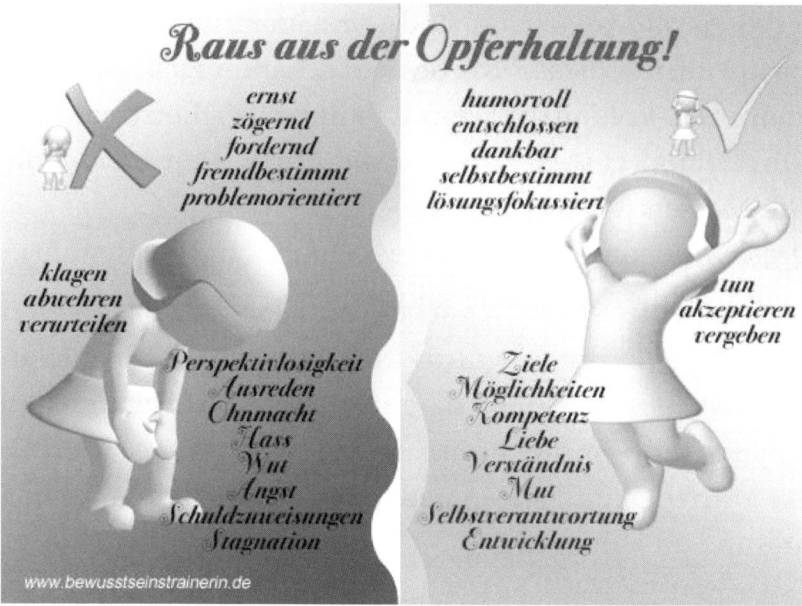

Raus aus der Opferhaltung!

✗	✓
ernst	humorvoll
zögernd	entschlossen
fordernd	dankbar
fremdbestimmt	selbstbestimmt
problemorientiert	lösungsfokussiert

klagen
abwehren
verurteilen

tun
akzeptieren
vergeben

Perspektivlosigkeit
Ausreden
Ohnmacht
Hass
Wut
Angst
Schuldzuweisungen
Stagnation

Ziele
Möglichkeiten
Kompetenz
Liebe
Verständnis
Mut
Selbstverantwortung
Entwicklung

www.bewusstseinstrainerin.de

Es ist nicht einfach in der heutigen schnelllebigen Zeit bei sich zu bleiben und den Verlockungen im Äussern nicht zu erliegen. Denn es wird alles daran gesetzt, dass der normale Mensch sich nicht aus seiner Opferrolle (auch Konsument genannt) befreien kann. Die Ablenkungen werden immer massiver. Überspitzt kann gesagt werden, dass man unbedingt Bungeejumping wegen des Reizes machen will, dabei aber eher enttäuscht ist, wenn das Seil richtig berechnet wurde... Man braucht ja unbedingt den „Kick", den überbordenden Nervenreiz, den Adrenalinschub...

Eine der grössten Problematiken der heutigen zivilisierten Menschheit ist die Überreizung des Nerven-Sinnes-Systems. Täglich prassen massenweise Informationen auf den Menschen ein. Beginnend mit dem Trällern des Radios schon am Morgen früh, der Zeitung, den Nachrichtensendungen, der Werbebotschaften in den Briefkästen, den Leuchtreklamen und anderen Blickfängern, die Arbeit am PC. Abends sitzt man vor dem Fernseher und meint durch diesen Konsum abschalten zu können. Sicher gehen die Tagesgedanken weg, aber die (Über)Reizung der Sinne geht unvermindert weiter.

Eine sich aus den verschiedenen Faktoren ableitende Neurasthenie[11] bei Kindern, Jugendlichen, aber auch Erwachsenen ist, wenn auch heute selten diagnostiziert, immer noch sehr verbreitet. Die heutige Diagnose wurde verfeinert, so dass Neurasthenie als Überbegriff nicht mehr diagnostiziert wird. Für unser Verständnis sind diese Erkenntnisse jedoch wichtig.

Die Neurasthenie ist das Pendant zur Hysterie. Häufige Symptome der Neurasthenie sind Schlafprobleme: erschwertes Einschlafen, ungenügende Schlaftiefe, zu frühes Aufwachen. Dies passiert auch bei Gesunden, wenn die Arbeit zu lange in die Nacht hineingezogen wird. Beim Neurastheniker ist diese Überreizung den ganzen Tag vorhanden, dies schon längere Zeit. Die Sinnesorgane werden überempfindlich. Der Neurastheniker klagt auch sonst über diverse teilweise sehr starke Schmerzen. Oft wird Rheuma diagnostiziert.[12] Der Schmerz wird auch oft als im Rücken sitzend angegeben, obwohl dort kein ersichtlicher Defekt zu finden ist. Der Blutdruck ist erhöht, das Herz kann nervöse Probleme verursachen. Gefunden werden kann jedoch auch hier nichts. Im Weiteren kann es zu Schweissausbrüchen,

---

[11] Schwäche und Erschöpfung des Nervensystems. Wikipedia: Neurasthenie (*Nervenschwäche*) ist eine psychische Störung. Sie wird zur heutigen Zeit nur noch selten diagnostiziert und spielt in der psychotherapeutischen sowie psychiatrischen Praxis kaum noch eine Rolle, da inzwischen andere Krankheitsbilder (u. a. Depression, Erschöpfungsdepression, Burn-Out) beschrieben wurden, welche die Symptome der Neurasthenie umfassen bzw. einschliessen. Sie wird im Deutschen häufig als „reizbare Schwäche" bezeichnet.

[12] Rheuma kann durchaus durch Übersäuerungsablagerungen ausgelöst werden. Dies bitte nachlesen, z.B. in den Büchern Entsäuerung von Daniel Trappitsch

nervösem Reizmagen bis Magenübersäuerung und Darment-zündung kommen. Der Mensch konzentriert sich aufgrund der vielen Problematiken immer mehr auf seinen Körper. Er versucht die Problematiken von Aussen in Kontrolle zu bringen. Dabei verliert er die freie geistige Tätigkeit. Es entwickelt sich ein Druck auf dem Kopf, mit Schwindel und anderen Missempfin-dungen. Alle Symptome weisen auf eine Gehirnbeteiligung hin.

Impfungen können ebenfalls eine Auswirkung auf das Gehirn und dessen Leistung haben, das bestreiten sogar die offiziellen Stellen nicht (siehe auch die Beipackzettel). Die hirnwirksamen Substanzen, wie z.B. Aluminium[13], durchdringen die Blut-Hirn-Schranke und setzen sich im Gehirn fest. Noch ist nicht geklärt, was die Impfsubstanzen im Gehirn wirklich auslösen können. Man vermutet jedoch schon lange, dass viele der Inhaltsstoffe neurotoxisch, also Gift für das Gehirn sind. Der Körper reagiert auch entsprechend auf die Inhaltsstoffe. Gewünscht ist die Im-munantwort durch die Bildung von Antikörpern. Unerwünscht ist der Aufwand, den der Körper durch die Ausschaffung der Gifte vollbringen muss. Dieser Reinigungsprozess verbraucht Energie, welche von einem anderen Ort abgezogen werden muss. Auch kann dieser Prozess Schmerzen verursachen: Kopf-schmerzen, Schwindel, Übelkeit usw.

Dass diese Nerven- und Gehirnüberreizung bei Kindern ein grosses Problem darstellen kann, zeigt das Verbot gewisser Se-quenzen der Pokemonfilme in Japan.[14] Zitat: *„Ash´s Pikachu ver-nichtet diese Raketen mit einem Donnerblitz. Dieser verursacht einen*

---

[13] Siehe Buch von Bert Ehgartner „die Akte Aluminium" und seinen Internet-Blog.
[14] http://pokefans.net/pokemon/tv/verbotene-folgen

Blitz in rot-blauen Lichtern. Dieses Blinken verursachte Epilepsie bei
800 japanischen Kindern, die in Krankenhäuser gebracht werden muss-
ten. Diese Folge hält auch noch den Rekord für die meisten ins Spital
eingelieferten Personen wegen einer Zeichentrickserie."

Inwiefern Impfinhaltsstoffe hier für die Hypersensibilität und
der daraus entstehenden Epilepsie mitverantwortlich sind, das
kann nicht beantwortet nur vermutet werden. Die offiziellen
Stellen weigern sich hartnäckig, die Zusammenhänge eindeutig
beweisender Studien zu machen.[15] Es wurden jedoch in der letzten Zeit immer mehr Studien von privaten Institutionen durchgeführt, die einen ursächlichen Zusammenhang zwischen Impfungen und Verhaltensauffälligkeiten bei Kindern zumindest
nicht mehr ausschliessen.[16]

Was hat nun unser Thema mit den Exkursen in die Drama-
und Gewinner-Dreiecke und die Neurasthenie zu tun? Sehr viel.
Denn viele Menschen sitzen in einer neurasthenischen Situation:
innere Kapitulation durch äussere Reizüberflutungen. Sie werden gelebt, leben nicht mehr aus sich selbst heraus. Sie lassen
sich manipulieren, steuern. Sie denken nicht mehr selbst für sich,
wenn es um mehr als um den täglichen Einkauf oder die Auswahl des Fernsehprogrammes geht. Sie sitzen wie angewurzelt
in ihrer kleinen Welt und bejammern sich selbst als typisches
Opfer der Umstände, für die sie ja nichts dafür können. Und
dann kommt noch einer und redet schlecht über Impfungen,

---

[15] Die Behörden und die Pharma weigern sich, unabhängige so genannte randomisierte placebobasierte
Doppelblindstudien durchzuführen. Nur so könnte die Ungefährlichkeit oder eben die Gefährlichkeit von
Impfinhaltsstoffen wirklich erforscht werden.
[16] Der Zusammenhang zwischen Impfungen, Inhaltsstoffen und Hirn/Neurologie wird in einer anderen
geplanten Ausgabe in dieser Reihe vertieft behandelt werden.

warnt vor Nebenwirkungen. Das kann es ja doch gar nicht sein, dass auch noch dieses Weltbild über den Haufen geworfen wird!

Können solche Menschen wirklich nichts für ihre Situation dafür? Doch, sie können! Dafür muss, abgesehen von einer Änderung der Lebensumstände und -situation, in erster Linie die Eigenverantwortung für sein eigenes Leben übernommen werden.

Die Geisel der Freiheit - die Eigenverantwortung

Obwohl allgemein mit kritischeren Patienten gerechnet wird[17], muss diese Kritik nicht automatisch auch mit der Eigenverantwortung einhergehen. Kritisch kann man bei gewissen Kreisen schon dann gelten, wenn man eine Zweitmeinung eines genau gleich geschulten aber eben anderen Arztes verlangt. Dies hat eigentlich nichts mit der notwendigen und grundsätzlich befreienden Eigenverantwortung zu tun. Die Eigenverantwortung wird erst dann in einem grösseren Rahmen wahr genommen, wenn man nicht nur eine Zweitmeinung, sondern eine Drittmeinung bei einem Heilpraktiker, anthroposophischen Arzt, Homöopathen usw. einholt und sich auch sonst selbst ins Wissen bringt. Damit ist man schon ein grosses Stück weiter. Die vierte Meinung ist jedoch die Wichtigste. Diese ist die eigene Befragung: Was will ich, was möchte ich nicht, was hat die Krankheit mit mir zu tun, was will sie mir sagen, was kann/soll ich daraus lernen, ist sie wirklich so schlimm und andere Fragen müssten an dieser Stelle gestellt werden.

---

[17] http://www.welt.de/gesundheit/article117748761/Aerzte-muessen-mit-kritischeren-Patienten-rechnen.html

Gesundheitliche Eigenverantwortung heisst, die Gesundheit wieder in die eigenen Hände zu nehmen und Ärzte und Therapeuten als das zu betrachten, was sie sind: Dienstleister auf dem Gesundheitssektor. Diese sind genau in dem Moment da, in welchem ich sie brauche, um mir die gewünschte Dienstleistung zu erbringen, die mich in die Gesundung bringen (sollen) und wenn möglich nicht nur ein Symptom unterdrücken. Die Verantwortung haben wir jedoch IMMER selbst! Dabei spielt es keine Rolle, wer uns behandelt. Zum Beispiel wird in den Spitälern gar nicht erst operiert, wenn der Patient nicht einen Blankocheck unterschreibt, der den Chirurgen von praktisch jeglicher Haftung freispricht. Im Prinzip eine Frechheit, denn ein solches Gebaren gibt es sonst nirgends. Oder kennen Sie einen Automechaniker, der Ihnen Ihr Auto erst dann repariert, wenn Sie für seine Fehler schon vorher die Haftung übernehmen? Dieser Blankocheck ist natürlich ein klares Zeichen für die Macht der Pharma und deren Lobbyisten in den Parlamenten.

Kinder können aufgrund ihres kindlich-naiven Wesens und ihrer Bewusstseinsentwicklung diese Eigenverantwortung noch nicht selbst übernehmen. Sie vertrauen hier vollkommen den Eltern. Dies ist an und für sich auch richtig, wenn denn die Eltern wirklich entscheiden können, was das Beste ist und was eben nicht. Leider können dies die meisten Eltern beim Thema Impfen nicht wirklich. Sie vertrauen der Aussage des Arztes, ohne diese auch nur im Geringsten in Frage zu stellen. Dies sicherlich nicht bösartig oder mutwillig, sondern einfach Mangel besseren Wissens, kombiniert mit den Ängsten, die man hat oder sich hat machen lassen und dem blinden Vertrauen gegenüber dem Arzt. Denn auch er kann es ja nicht böse meinen, was durchaus praktisch immer der Wahrheit entspricht. Die Frage ist nur, wie gut ist das Wissen des Arztes bezüglich der Impfungen? Hat er wirklich ein breites unabhängiges Wissen oder glaubt auch er nur dem, was er in seiner Ausbildung gelernt hat und der Pharmapost, die täglich auf seinen Schreibtisch flattert?

Eltern, die wirklich das Beste für ihr Kind wollen, sollten sich im Klaren sein, dass das beste Wollen nicht aus einem blinden Glauben heraus entstehen kann, sondern es muss aus dem eigenen Verstand und Wissen, gepaart mit Vernunft und Gefühl heraus entstehen. Das braucht Vertrauen, aber auch Zeit. Zeit, um sich die „Sache" Impfen von verschiedenen Seiten zu betrachten. Zeit, um Bücher zu lesen, Gespräche zu führen und nachzudenken. Zeit, die man heute investiert, dessen Resultate sich bekannterweise später auch zeigen[18].

Für jeden Autokauf, den Kauf einer Waschmaschine, eines Fernsehers usw. wird heute mehr Zeit aufgewendet, als für die eigene Impfaufklärung. Es wird verglichen und gerechnet. Man(n) macht eine Probefahrt und vieles mehr. Meist ist das Impfen nur eine Sache von ein paar Minuten, welche das Leben eines Menschen nachhaltig verändern kann und es auch schon viel zu oft getan hat[19,20,21]. Warum ist das so, muss man sich an dieser Stelle sicherlich fragen!

---

[18] Ungeimpfte sind nachweislich gesünder, als Geimpfte: http://impfentscheid.ch/infos/vergleiche/ und weitere Quellen
[19] Ein nicht zu verschleiernder Teil der Nebenwirkungen, welche bei der Erprobung aufgetreten sind, können und sollen Sie der Packungsbeilage entnehmen, die Ihnen der Arzt zeigen MUSS, es aber meist nicht tut. Verlangen Sie diese. Impfen Sie nicht, solange sie diese und andere Informationen nicht gelesen haben und sich wirklich eine Meinung bilden können.
[20] Siehe auch www.impfschaden.info und andere Webseiten.

Symptome - die Zeichen der Heilung

Aber nicht nur die Impfaufklärung wird im höchsten Masse stiefmütterlich behandelt, sondern auch die Kinderkrankheiten. Ein krankes Kind ist mitunter sicher schlimm anzusehen. Es gibt Krankheiten die durchaus schulmedizinisch behandelt werden müssen, damit das Kind keinen bleibenden Schaden davon trägt. Die grosse Frage stellt sich aber, wo ist hier die Grenze? Muss jeder kleinste Infekt mit Antibiotika, jede kleine Hautunregelmässigkeit mit chemischen Mitteln, jeder Schnupfen mit Grippemitteln behandelt und jedes Fieber gesenkt werden? Geht es nicht auch anders? Es geht und irgendwann muss es oft auch anders als konventionell gehen, weil entweder das Antibiotikum nicht mehr nützt oder der Geduldsfaden der Eltern „Mein Kind ist schon wieder krank! Jetzt versuche ich es mal anders, nicht mehr mit Antibiotika!" reisst. So weit muss es aber nicht kommen. Die mehrfache Unterdrückung einer Mittelohrentzündung heilt diese nicht aus, sondern das Gewebe verfällt in eine Art Lethargie. Der Verhärtungsprozess[22] geht weiter, was in einigen Jahren durch die zwischenzeitlich entstandene Otosklerose (Verknöcherung des Mittelohres) zu einer Gehörverminderung führen kann[23].

---

[21] Die Hepatits B Impfung wird seit Jahren in den Zusammenhang mit dem jugendlichen Diabetes gebracht. Heute fragt man sich, warum das so ist: http://www.20min.ch/wissen/news/story/Immer-mehr-Kinder-haben-Diabetes-Typ-1-13001992?redirect=mobi&nocache=0.24074241844937205
[22] Auch Sklerodierung genannt. Die Sklerodierung ist eine Verhärtung und ein damit einhergehender Funktionsverlust des Gewebes. Zum Beispiel kann sich nach einer immer wiederkehrenden Mittelohrentzündung eine Mittelohrverknöcherung (Otosklerose) entwickeln, welche zu einem massiven Gehörverlust führen kann.
[23] http://www.nordbayern.de/ressorts/schlagzeilenseite/immer-mehr-leute-tragen-ein-horgerat-1.2727937 - Artikel vom 3.3.2013

Eine falsch behandelte nicht lebensgefährliche akute Erkrankung kann noch zu vielen weiteren chronischen Erkrankungen führen. Ob die massive Zunahme[24,25] der chronischen Erkrankungen aufgrund der unterdrückenden symptomatischen Behandlung entstanden oder aufs Impfen zurückzuführen ist, konnte noch nicht wissenschaftlich unabhängig bewiesen werden. Das Gegenteil jedoch auch nicht.

Aus naturheilkundlicher Sicht wird hier ein grosser Zusammenhang gesehen. Denn jede Unterdrückung unterbricht einen Prozess, meist den so genannten Heilungsprozess, der sich durch die Krankheitsymptome, z.B. Fieber, Hautausschlag, zeigen kann. Wird dieser Prozess gestört oder gar unterdrückt, verbleibt die Ursache für die Krankheit im Innern und wird sich im Laufe der Zeit wieder zeigen, was z.B. die oben bereits erwähnte immer wiederkehrende Mittelohrentzündung bestätigt. Anscheinend sei es aber heute normal, dass ein Kind in den ersten Lebensjahren 3-4 mal Mittelohrentzündung pro Jahr habe[26]. Was heute als normal angeschaut wird, muss dies nicht zwingend auch sein. Gerade im Fall der Mittelohrentzündung zeigt sich die Hilflosigkeit der schulmedizinischen Behandlungsmöglichkeiten. Das Antibiotikum heilt die Krankheit nicht aus, sondern unterdrückt momentan die Entzündung und damit auch den Schmerz. Zusätzlich wird das Fieber mit Chemie gesenkt. Die Mittelohrentzündung wird mit grösster Wahrscheinlichkeit in drei bis vier oder mehr Wochen wieder auftauchen. Deshalb, weil man nicht

---

[24] http://www.saez.ch/docs/saez/archiv/de/2011/2011-07/2011-07-026.PDF
[25] www.euro.who.int/__data/assets/pdf_file/0018/82413/E93103g.pdf
[26] http://www.focus.de/gesundheit/news/gesundheit-haeufig-und-meist-harmlos-mittelohrentzuendung-bei-kindern_aid_545011.html

einsichtig sein kann oder will, wird die heutige unnatürlich hohe Anzahl der Mittelohrentzündung als normal angesehen. Ganz nach dem Motto: wir sind hilflos, können nichts tun, also sehen wir das Ganze als normal an. Dabei muss dies, wie viele Beispiele aus der Naturheilkunde zeigen, überhaupt nicht so sein[27].

Die ganze Problematik der Unterdrückung der natürlichen und heilsamen Symptome wird auch bei den Kinderkrankheiten regelmässig angewendet. Das Fieber wird ohne zu zögern sehr oft sofort gesenkt. Dabei hat der österreichische Psychiater Julius Wagner-Jauregg 1927 den Nobelpreis für sein Heilfieber erhalten[28]. Zum Fieber und auch zum Hautausschlag, welcher ebenfalls sehr oft fälschlicherweise unterdrückt wird, folgen später detaillierte Informationen.

Wie sich aber eine das Symptom unterdrückende Behandlung z.B. bei den Masern auswirken kann, zeigen verschiedene Erhebungen. So konnte eindeutig festgestellt werden, dass naturheilkundlich und/oder anthroposophisch behandelte Kinder wesentlich weniger hospitalisiert werden mussten, als schulmedizinisch behandelte Kinder[29] [30] [31] [32]. Die Zahl schwankt zwischen alternativen 0.1% bis schulmedizinischen 25%. Das sollte doch zu denken geben. Den offiziellen Gesundheitsämter anscheinend nicht. Denn es werden keinerlei Empfehlungen gegeben, dass

---

[27] Ich hatte als Kind sehr oft Mittelohrentzündung, was immer mit Antibiotika behandelt wurde. Heute trage ich Hörgeräte. Mein Sohn hatte mit ca. 1.5 Jahren eine Mittelohrentzündung. 15 Minuten nach der Gabe eines homöopathischen Heilmittels schlief er ein und hatte nie mehr wieder eine Mittelohrentzündung. Weitere Beispiele sind bekannt.
[28] http://www.springermedizin.at/artikel/18575-julius-wagner-jauregg-begruender-der-fiebertherapie
[29] EpiBull 19/2002
[30] Dr. Stefan Schmidt-Troschke, Abschlussbericht der Meldestelle Masern (2001-2004)
[31] Dr. Bob C. Witsenburg, MERKURSTAB Mai/Juni 1992
[32] Masernumfrage auf www.impfschaden.info

man die Symptome, bei Masern das Fieber und den Hautausschlag, nicht oder nur im Notfall unterdrücken soll.

So mussten in der Schweizer „Masernepidemie" 2013 zwar 11% hospitalisiert werden. Jedoch ist nichts über den Gesundheitszustand und die Behandlung der 11% zu erfahren. Aber auch nicht, wie viele von den 11% geimpft waren und wie viele Maserngeimpft und Erkrankte falsch diagnostiziert wurden. Das wären alles Zahlen, die enorm wichtig wären, um sich ein wirkliches Bild zu machen. Leider schweigt sich das BAG mit der Begründung des Datenschutzes aus.

Nachfolgend eine Statistik einer Umfrage von impfschaden.info. Auch hier wird deutlich ersichtlich, dass wesentlich mehr geimpfte und mit konventionellen Mitteln behandelte Menschen hospitalisiert werden mussten. Zufall?

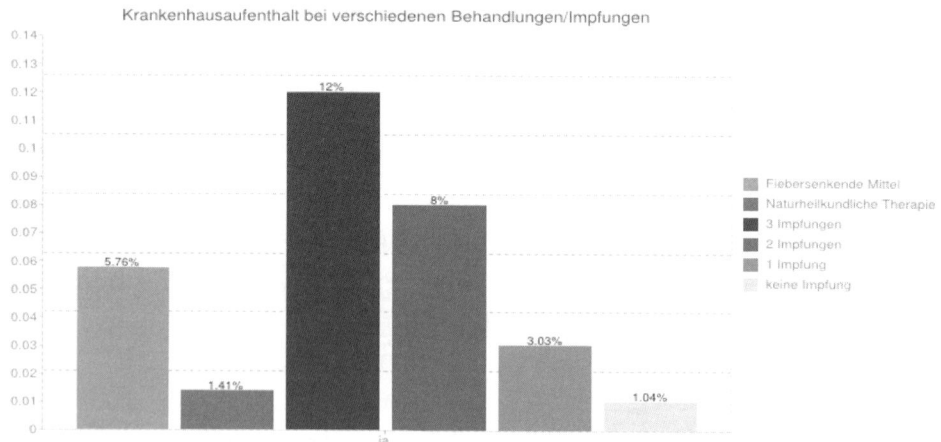

Quelle: www.impfschaden.info[33]

---

[33] Die offiziellen Gesundheitsämter weigern sich nach wie vor strikte, solche Erhebungen zu machen. Deshalb sind Organisationen wie das Netzwerk Impfentscheid oder Einzelpersonen gezwungen, solche Erhebungen selbst zu machen. Warum die Ämter dies nicht machen, darüber kann nur gemutmasst werden. Vermutlich scheuen sie die Ergebnisse. Eine andere Erklärung ist uns nicht bekannt.

Offizielle Stellen geben einen Zusammenhang zwischen der gefürchteten Hirnhautentzündung und den fiebersenkenden Massnahmen nicht zu, da dieser offiziell gar nicht hergestellt wird (werden darf?). So wird nach wie vor das Medikament Diclofenac verschrieben, obwohl gar im Beipackzettel steht, dass dieses Medikament nicht an Kinder unter 15 Jahren gegeben werden sollte und häufig zentralnervöse Störungen wie Kopfschmerzen, Schwindel, Benommenheit, Erregung, Reizbarkeit oder Müdigkeit auftreten können. Alles Anzeichen dafür, dass die Hirnhäute bereits gereizt, wenn nicht gar entzündet sind. Ausserdem kann dem Beipackzettel dieses Medikaments[34], analog der anderen oft eingesetzten Medikamente wie Ibuprofen oder Paracetamol, klar entnommen werden, dass viele verschiedene Nebenwirkungen auftreten können. In einem solchen Fall, wenn das Kind an Masern erkrankt ist und mit schulmedizinischen Medikamenten behandelt wird und in der Folge eine Hirnhautentzündung, wie bei Masern ja gefürchtet, erzeugt, wird von schweren Komplikationen der Masern gesprochen. Dass diese Komplikation jedoch eine vom Medikament herrührende Nebenwirkung sein könnte und vermutlich auch ist, das wird nicht erwähnt, schon gar nicht erforscht. So lässt sich natürlich wesentlich besser Angst vor einer eigentlich harmlosen Krankheit verbreiten.

Auf den nächsten Seiten soll nun dargestellt werden, was Kinderkrankheiten sind und ob diese wirklich so gefährlich sind. Ausserdem werden die bei vielen Krankheiten auftretenden Symptome Fieber und Hautausschlag genauer dargelegt und

---

[34] http://www.betapharm.de/index.php?id=105248&BINID=4439

erklärt. Viele dieser Darstellungen könnten für Sie neu sein. Nehmen Sie bitte deren Aussagen einfach mal auf und prüfen Sie diese mit Ihrem Gefühl, Ihrer Intuition und der Tatsache, dass auch der Mensch ein Stück Natur ist. Lassen Sie Ihre alten Muster los, denn diese sind für eine Veränderung hinderlich. Aber wie heisst es doch so passend:

Es ist leichter einer Lüge zu glauben, die man schon hundertmal gehört hat,
als einer Wahrheit, die man zum ersten Mal hört.
(Robert Lynd)

Kinderkrankheiten - Segen oder Fluch?

Nach diesem Exkurs in wichtige Grundlagen widmen wir uns auf den nächsten Seiten dem eigentlichen Thema, den Kinderkrankheiten. Dabei werden diese aus verschiedenen Richtungen betrachtet. Jedoch wird keine Darstellung der Symptome und Behandlung gegeben. Dazu sind andere Werke ausgearbeitet worden oder werden es noch. Sondern es wird versucht so behutsam wie möglich darauf hinzuweisen, dass Kinderkrankheiten in den allermeisten Fällen heute ungefährlich sind, aus naturheilkundlicher Sicht einen Sinn haben (können) und wenn dies verstanden worden ist, die Angst davor abgebaut werden kann. Dies wiederum führt zu einer nachhaltigen natürlichen Behandlung, welche höchst selten zu Nebenwirkungen führt und die Krankheit so ausheilt, dass sie nicht unnatürlicherweise immer wieder auftritt.

Impfungen wurden und werden entwickelt, um die Menschen vor gefährlichen Krankheiten zu schützen. Mal abgesehen, ob die Impfungen nun wirken oder nicht, wäre dieser Gedanke eigentlich gut. Das Problem besteht aber darin, dass die Idee für Impfungen v.a. auf der Angst und der einseitigen Sichtweise der Naturwissenschaft basiert. Angst, an einer Krankheit zu erkranken und bei einer höchst seltenen, aber durchaus vorhandenen Wahrscheinlichkeit, Nebenwirkungen davon zu tragen. Vor allem Kinder will man vor den so genannten Kinderkrankheiten schützen. Nur stellt sich die Frage, was denn Kinderkrankheiten wirklich sind und ob die Gefahr wirklich so gross ist.

Krankheiten können durchaus einen Sinn haben. Nehmen wir zum Beispiel die Grippe, die den gestressten schon am Anschlag laufenden Menschen ins Bett befördert und zur Ruhe zwingt, sofern er die Symptome nicht unterdrückt. Der Mensch wird vom Körper gezwungen, Ruhe und Erholung zu suchen. Eine Grippe ist in den seltensten Fällen gefährlich. Auch bei älteren Menschen nicht. Wird die Grippe als Todesursache diagnostiziert, heisst dies nicht automatisch, dass die Grippe auch wirklich die Todesursache war. Die Grippe war meistens nur das Tröpfchen, welches das Fass zum Überlaufen gebracht hat. Die Diagnose Grippe ist natürlich einfacher und schneller geschrieben, als aufzuzählen, dass der eben gestorbene Mensch bereits seit vielen Jahren chronisch erkrankt, das Immunsystem geschwächt war und er unter dem Einfluss vieler Medikamente stand. Denn je mehr in der Statistik „Tod durch Grippe" auftauchen, desto besser fürs alljährliche Geschäft mit der Grippeimpfung.

Gibt man nun den Grippesymptomen (Fieber, Abgeschlagenheit, Husten) nach und unterdrückt sie nicht, dann sind diese nach ein paar Tagen überstanden und man geht gestärkt und frisch wieder zur Arbeit. Werden diese unterdrückt, dann ist es nicht verwunderlich, wenn man noch einige Wochen „dahinsiecht", das heisst nicht wirklich gesund ist. Es kann sich gut und gerne auch eine Bronchitis oder etwas Schlimmeres daraus entwickeln. Dies dann der Grippe in die Schuhe zu schieben, ist zwar sehr einfach aber auch sehr falsch. Hätte man auf den Körper gehört, dann… Danach ist man immer schlauer, sollte man meinen. Zumindest bis zur nächsten Grippe… Denn nicht nur die nächste Grippe kommt bestimmt, sondern im Vorfeld auch die nächste Panikmache…

Krankheiten sind die Sprache resp. der Hilferuf des Körpers. Dazu muss an dieser Stelle zwischen Krankheiten des Erwachsenen und des Kindes unterschieden werden. Das wirkliche naturgemässe Verständnis für Krankheiten kann jedoch nicht mit einem rein materiell arbeitenden Verstand erfasst werden. Einem materiell beschränkten Verstand sind natürliche Gesetzmässigkeiten verborgen. Er sieht die Zusammenhänge nur zweidimensional, blendet dabei die dritte Dimension zu seinem Selbstschutz aus. Oft zu finden ist diese Denkensart in der Naturwissenschaft. Diese wurde von Rudolf Virchow, dem offiziellen Begründer der modernen Medizin[35], ins Leben gerufen. Virchow behauptete ca. 1821, dass alle Krankheiten aus den Zellen entstehen. Louis Pasteur, dem heute klar massive Fälschung nachge-

---

[35] http://www.wasistwas.de/aktuelles/artikel/link//3c7494c905/article/rudolf-virchow-begruender-der-modernen-medizin.html

wiesen werden kann[36], legte noch einen drauf, indem er behauptete, dass Mikroben die Erreger von Krankheiten seien. Bis zu
diesem Zeitpunkt wusste man, dass der Erreger und die Zelle
nicht die Ursache der Erkrankung, sondern das Milieu die Ursache ist. An dieser Stelle möchte ich Dr. Robert O. Young, einen
amerikanischen Forscher zitieren. Er bringt den heutigen fatalen
Irrtum der Medizin auf den Punkt:

*Prof. Dr. Antoine Béchamp wußte schon vor über 100 Jahren:
Krankheit kommt nicht von außen, sondern aus uns selbst, aus unserem eigenen Blut – wenn das Milieu nicht stimmt.*

*Antoine Béchamps Forschungsergebnisse liegen wohlbehütet in den
Katakomben der New Yorker Universität, wo keiner sie einsehen kann.
Béchamps Name wird sogar nach und nach aus der medizinischen
Fachliteratur entfernt. Von Louis Pasteur hingegen hört und liest man
regelmäßig. Die beiden Herren waren Zeitgenossen. Als Wissenschaft-
ler waren sie völlig geteilter Meinung.*

*Während Béchamp die Lehre des Pleomorphismus[37] vertrat (und
damit keineswegs allein stand), verkündete Pasteur beharrlich das Gegenteil – nämlich seine sog. Erregertheorie. Eine Theorie, der zufolge
krankheitserregende Keime und Mikroorganismen wild und bedrohlich
durch die Lüfte schwirren, völlig grundlos und unvorhersehbar mal
diesen, mal jenen befallen und durch schärfste Maßnahmen bekämpft
werden müssen. Eine Theorie, die das (wacklige) Fundament unserer
heutigen Schulmedizin bildet.*

---

[36] Siehe Buch: The Private Science of Louis Pasteur von Gerald L. Geison, Princeton University Press (25.
Mai 1995)
[37] http://www.pleomorphismus.de/

Pasteur konnte seinerzeit seine auch „Luftkeimtheorie" genannte Ansicht deshalb durchsetzen, weil er im Gegensatz zu Antoine Béchamp Verbindungen zu einflußreichen Kreisen pflegte. Zu Kreisen, die rasch erkannten, daß aus Pasteurs Theorie ein unsterblicher, nie lahmender Goldesel zu machen war. Und so wird die Zahl der angeblich existierenden und krankheitserregenden Mikroorganismen täglich größer.

Gleichzeitig wachsen die Ängste in der Bevölkerung, immer mehr Medikamente können auf den Markt geworfen und gewinnbringend verkauft werden. Das alles wäre mit Béchamps Theorie nicht möglich gewesen. Hätte er sich damals durchzusetzen vermocht, gäbe es heute vielleicht keine Pharmaindustrie und nicht an jeder Ecke einen im Grunde hilflos behandelnden, aber niemals heilenden Schulmediziner.

Noch heute gilt Pasteur als Held in der Medizin und es bauen viele Theorien, Dogmen, Behauptungen usw. auf ihm auf. Auf seinen mehrheitlich gefälschten Forschungsergebnissen wurde ein Grossteil der heutigen Infektionslehre aufgebaut. Dies alles ist, wenn man sich die heutige moderne Medizin vor Augen führt, nicht verwunderlich. Virchow und dann auch Pasteur verhalfen zu einem materiellen Weltbild des Menschen, zu einem nie erlahmenden Goldesel, wie oben schon geschrieben. Auf einer solchen zweidimensionalen Sichtweise lassen sich viel einfacher Strukturen aufbauen, die sehr viel einträglicher sind, als einen Menschen zu heilen. Denn: Was bringt den Arzt um sein Brot? Die Gesundheit und der Tod!

Nach diesem Exkurs in die Vergangenheit zurück zur Gegenwart. Was die Krankheiten wirklich zum Verschwinden brachte wird später dargelegt. Zuerst widmen wir uns den Krankheiten und deren Bedeutung für die erkrankten Kinder.

Krankheiten sind gut und wertvoll

Bis ins Alter von ca. sieben Lebensjahren, sind die Kinder der Spiegel der Eltern, was für die ganzheitliche Kinderheilkunde wichtig zu wissen ist. Krankheiten, sofern sie nicht durch Impfungen, Ernährung, Schul- und anderem Stress, Psychoterror usw. herrühren[38], sondern aus „heiterem Himmel" eingefallen sind, können als Reinigungshilfen für den sich in der Entwicklung befindenden jungen Organismus gesehen werden. Wobei normalerweise, wenn denn die bisherige Entwicklung in natürlichem gesunden und freien Rahmen geschehen konnte, nicht mit schweren Erkrankungen[39] zu rechnen ist. Ausnahmen bestätigen zwar die Regel, aber diese haben einen tieferen Hintergrund. Die Krankheiten in den Kleinkinderjahren sind Entwicklungshilfen, gesponsert von der Natur.

---

[38] Es gibt verschiedene Gründe, krank zu werden. Die Ernährung, der Schulstress, allenfalls auch die Eltern, resp. deren Beziehungsprobleme usw. Alles auf die Impfungen abzuschieben, wäre falsch. Jedoch sind Impfungen, wie bereits gelesen, mitunter ein wesentlicher Faktor dafür, dass heute sehr viele Kinder und Jugendliche bereits chronisch erkrankt sind. Eine amerikanische Studie spricht von über 50% der Jugendlichen bis 18, die physisch oder psychisch chronisch erkrankt sind.

[39] Natürlich gibt es nie eine Garantie, dass man gesund bleibt. Das Leben bedeutet ein gewisses Risiko, nur schon dadurch, dass man geboren wird. Es gilt aber, die Risiken abzuschätzen und wo möglich zu meiden. Und für viele aufgeklärte Eltern ist es mittlerweile so, dass das Impfen das wesentlich grössere Risiko darstellt, als ungeimpft durchs Leben zu gehen.

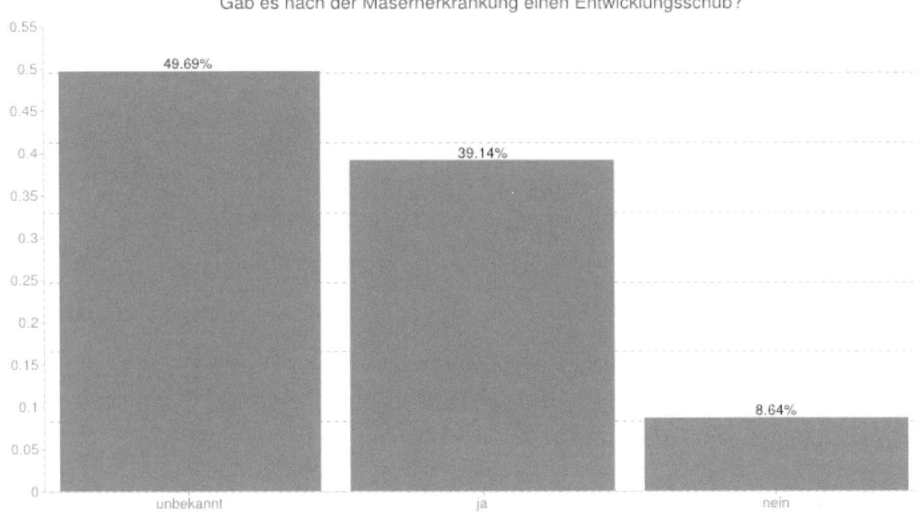

Quelle: www.impschaden.info

Früher konnte es noch beobachtet werden, heute aufgrund der Unterdrückung nur noch bei naturverbundenen und alternativ behandelnden Familien, dass sich vor allem positive psychische Veränderungen nach einer durchgemachten (Kinder)Krankheit zeigen. Denn wenn ein Kind z.B. Masern, Röteln oder Windpocken oder nur schon einen Fieberschub ohne direkt ersichtlichen Grund durchgemacht hat, ist das Kind nachher oft reifer, ruhiger, weniger zickig oder auch physische Symptome, wie z.B. ein Hautausschlag verschwinden. Kurz, es hat einen sogenannten Entwicklungsschritt auf körperlicher wie psychischer Ebene gemacht. Beobachtungen, die in der naturheilkundlichen Praxis und von Eltern immer wieder gemacht werden können. Ist dies nach einer erfolgten Impfung auch der Fall? Eher das Gegenteil wird oft berichtet: Entwicklungsstillstand oder sogar –rückschritt bis zur bleibenden Behinderung. Zumindest ist uns kein einziger

Fall bekannt, wo das Kind nach einer Impfung einen psychischen Fortschritt gemacht hat.

Es ist auch nicht zufällig, dass gewisse Krankheiten mit ihren typischen Symptomen natürlicherweise im Kindesalter auftreten. Dies wurde von der Natur sinnvollerweise so eingerichtet. Impfungen können das Immunsystem jedoch in eine Reaktionsstarre zwingen. Deshalb kommt es bei Geimpften oft zu Ausbrüchen einer Kinderkrankheit im Jugendlichen oder gar Erwachsenenalter. Die Folgen können im fortgeschrittenen Alter wesentlich heftiger sein, da diese Krankheiten dort nichts verloren haben. Sie gehören ins Kindesalter, in dem der gesunde Organismus höchst selten Mühe damit hat. Ausserdem bildet der kindliche Organismus viel leichter immunwirksame Zellen, da die Thymusdrüse noch voll aktiv ist. Organismen die im Kindesalter krank sein durften, sind im Alter wesentlich gesünder und leiden wesentlich weniger an chronischen Krankheiten. Mehrere Untersuchungen haben dies schon bestätigt resp. es wurde auch hier nie das Gegenteil bewiesen.

Interessant ist auch, dass alte Menschen, die sich in ihrem Verhalten zurückentwickeln, d.h. wieder kindliche Verhaltensmuster annehmen, an Kinderkrankheiten erkranken können. Zeigt deutlich auf, dass das Verhalten und der Reifegrad eines Menschen für das Auftreten einer typischen Kinderkrankheit ein wichtiger Faktor ist.

Das erkrankte Kind und seine Eltern

An dieser Stelle möchte ich noch kurz den Zusammenhang zwischen dem erkrankten Kind und den Eltern herstellen. Diese Aussagen sind nun nicht generell und immer anzuwenden, sondern müssen von Fall zu Fall mit in eine Anamnese und individuell nach Krankheit verifiziert werden. Es gibt aber gewisse Ansätze, die grundlegend als Verständigungsbasis angesehen werden können. Diese werden nun vorgestellt.

Ein Kleinkind kann sich noch nicht verbal äussern und kundtun, was es gerne hätte. Sondern wenn es Hunger hat, gewickelt werden will oder irgendetwas anderes plagt, dann macht das Kind auf sich aufmerksam. Es liegt dann an den Eltern zu erkennen, warum es unzufrieden ist. Mit der Zeit verstehen die Eltern, was das Kind bedrückt und sie reagieren entsprechend. Hat die Reaktion gepasst, ist das Kind auch wieder zufrieden.

Diese Beobachtungen können auch aus Sicht der Krankheiten auf das Kind übertragen werden. Da es, wie bereits geschrieben, eher fraglich ist, ob Bakterien und Viren wirklich die Ursache für eine Erkrankung sind oder eben nur den passenden Boden vorfinden, um sich zu vermehren, muss es einen tieferen Sinn darin geben, dass ein Kleinkind eine Mittelohrentzündung entwickelt.[40] Die Ohren sind zum Hören da, auch bei einem Kleinkind. Es reagiert ja relativ früh auf die Stimmen seiner Eltern. Es lächelt der Mutter zu, wenn diese das Kind ruft. Oder es reagiert

---

[40] Abgesehen davon, dass die Mittelohrentzündung eine offiziell anerkannte Nebenwirkung ist. Diese offizielle Anerkennung macht die Aussage, dass es normal sei, dass ein Kind 3-4mal jährlich an einer Mittelohrentzündung erkrankt, dies aber nichts mit den Impfungen zu tun habe, nicht wirklich glaubhafter.

auf die Rasselgeräusche seiner Spielzeuge, die es ja gerne auch selbst produziert.

Geräusche, welche dem Kind Schmerzen zufügen, also laute, aggressive Töne usw., werden quittiert mit Weinen oder zumindest einer deutlichen Reaktion, z.B. dem Zusammenzucken. Lebt das Kind nun in einem Haushalt, in welchem die Eltern oder andere Familienmitglieder viel streiten, kann sich das Kleinkind nicht verbal wehren. Ausserdem ist ein Kind normalerweise gegenüber beiden Elternteilen völlig loyal und auch von beiden abhängig. Es spürt instinktiv, dass es eigentlich beide braucht. Also würde es kaum Stellung zu einem Elternteil beziehen.

Die dauernden aggressiven akustischen Reize (Streit der Eltern, Geschrei der Geschwister usw.) durch seine Umgebung, sind ein dauernder Reiz der Ohren. Da dem Kleinkind nun die Möglichkeit fehlt, verbal zu reagieren, reagiert es mangels Alternativen mit einer Mittelohrentzündung. Das Kind möchte damit aufzeigen, dass es die aggressiven akustischen Reize als schmerzhaft empfindet und diese gerne auflösen möchte. Aber eben, das geht noch nicht verbal.

Dies ist nur ein Beispiel, wie ein Kind auf seine Umwelt reagieren könnte, und darf nicht als allgemein gültig betrachtet werden. Ein naturheilkundlich orientierter Therapeut wird jedoch auch diese Möglichkeiten in seine Anamnese mit einbeziehen und die Eltern nach dem Zustand der Beziehung befragen, um so einen Therapieansatz zu bekommen.

Diese physische Reaktion des Kleinkindes geht bis ca. ins 6./7. Lebensjahr. Der Übergang ist fliessend und kann nicht fixiert werden. Durch die Anamnese kann jedoch erfasst werden, ob das Kind aufgrund äusserer Umstände reagiert oder eben nicht.

Es sollte nun ersichtlich sein, dass die Zusammenhänge zwischen dem Individuum, dem Umfeld, der Lebensgemeinschaft und den Krankheiten wesentlich komplexer ist, also die Ursache für Erkrankungen auf Bakterien, Viren und andere Krankheitskeime zu reduzieren. Ein solch reduziertes Weltbild entspricht in keinem Masse der Komplexität der Natur. Aber es ist natürlich wesentlich einfacher Erregern die Schuld für eine Erkrankung zu geben. Somit hat man einen klaren wenn auch selbst erschaffenen Feind, welchen es zu bekämpfen gilt, umsatzträchtig natürlich.

Kinderkrankheiten und Hautausschläge

Die Haut ist einerseits das grösste Organ, über das wir nicht nur Atmen, sondern auch Substanzen ein- und ausscheiden. Zu glauben, wie oft gesagt wird, dass Substanzen die auf der Haut aufgetragen werden, nicht ins Körperinnere gelangen können[41], ist falsch. Es gibt genügend Beweise, z.B. mit dem auf der Haut aufgetragenen Cortison, welches im Innern des Körpers den Stoffwechsel beeinflusst. Oder der chemischen Kosmetikas, die ihre Wirkung auch unter der Haut haben.

Die grösste Gefahr bei der Behandlung von Kinderkrankheiten besteht darin, nebst dem unnötigen Senken des Fiebers, die körperlichen Ausscheidungsbemühungen über die Haut zu un-

---

[41] http://inhaltsstoffe-kosmetik.info/kosmetik-geht-unter-die-haut/

terdrücken. Damit drückt man diese ausscheidungspflichtigen Substanzen wieder in das Körperinnere zurück. Da der Organismus diese Ausscheidungen für seine Reinigung und Regeneration aber machen muss, versucht er es aufgrund dieser Unterdrückung über andere Häute. Die gefürchteten Nebenwirkungen z.B. bei Masern, Hirnhaut- und Lungenentzündungen, können demnach auch durch die Unterdrückung der Hautausschläge entstanden sein. Denn auch die Lungenschleimhaut, welche mit der Aussenwelt in direkter Beziehung steht (Atmung) und sich in der Folge entzündet, wird zu den Häuten gerechnet und ist eine bevorzugte Manifestationsgrundlage für die so genannten Masernkomplikationen. Gefährlich sind vor allem die zinkoxyd- und aluminiumhaltigen Salben. Beide verschliessen die Poren, so dass die Ausscheidung über die Haut verhindert wird. Leider wird bei einer Komplikation nicht eine falsche Behandlung in Frage gestellt, sondern alles z.B. den normalerweise harmlosen Masern in die Schuhe geschoben.

Das Bild zeigt ein an Masern erkranktes Kleinkind. Deutlich sind die roten „eitrigen" Erhebungen zu sehen. Diese Ausscheidungen sind wichtig, da sich der Körper so Belastungen entledigt, die ihn sonst in der weiteren Entwicklung behindern könnten. Diese Erkenntnis wird von der Naturwissenschaft nicht als sinnvoll, sondern als Gefahr erachtet.

Die Natur ist perfekt. Der Mensch hat jedoch das Gefühl, er wisse es als „Krönung der Schöpfung" besser und greift an viel zu vielen Orten in die harmonischen, natürlichen und logischen Abläufe der Natur ein. Damit gerät die Natur in Zugzwang und gibt Gegensteuer, um die Disharmonie wieder auszugleichen. Deshalb ist es nicht verwunderlich, nehmen vor allem die chronischen Krankheiten zu[42], werden doch die Symptome einer akuten Erkrankung meist sofort unterdrückt[43]. Die Natur versucht, z.B. unter Zuhilfenahme der Kinderkrankheiten und deren Symptome, mit einem kurzen, evtl. auch massiven, höchst selten auch tödlichen Schub (akute Entzündung) sich der vererbten Belastungen zu entledigen. Zum Tod kann es dann kommen, wenn der Organismus schon im Vorfeld zu schwer belastet war, z.B. durch andere (chronische) Krankheiten, Medikamente, schlechte Ernährung, fehlende Liebe, usw.

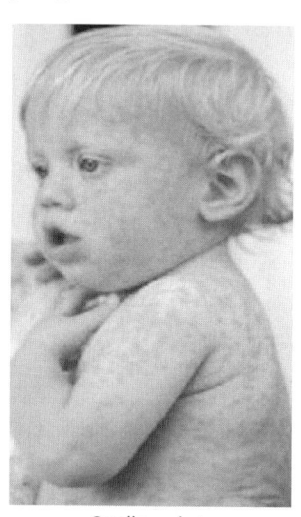

Quelle: vol.at

Chronische Krankheiten sind auch für die Naturheilkunde wesentlich komplexer und zeitaufwendiger in der Behandlung, als ein akuter Schub. Ausserdem sind sie erst dann deutlich er-

---

[42] Die Zunahme der chronischen Erkrankungen sind für die Gesundheitsämter ein der grössten Problematiken. Es wurde erkannt, dass diese die Kosten in den nächsten Jahren noch weiter steigen lassen werden. Jedoch wird, analog dem Projekt „Gesundheit2020" (siehe Website des BAG: www.bag.admin.ch), nicht die Ursache gesucht, sondern es werden symptomatische Massnahmen vorgeschlagen. Damit lässt sich das Problem in keiner Art und Weise reduzieren, geschweige denn beheben.

[43] In den letzten Jahrzehnten gingen die akuten Erkrankungen massiv zurück. Dies wird als Erfolg gefeiert. Jedoch ist bei genauer Betrachtung dieser Rückgang gekoppelt mit dem massiven Anstieg der chronischen Erkrankungen. Diese sind wesentlich zeit- und kostenintensiver in der Behandlung. Ausserdem gelten die meisten als unheilbar, zumindest aus schulmedizinischer Sicht. Der „Erfolg" ist deshalb kein Erfolg, sondern eine Verschiebung von akut zu chronisch.

kennbar, wenn die Krankheit schon relativ weit fortgeschritten ist und bereits tief greifende Veränderungen vollzogen hat. Nicht verwunderlich hat die Schulmedizin keine wirklich greifenden Massnahmen gegen chronische Krankheiten. Denn chronische Krankheiten lassen sich viel schwerer unterdrücken, als eine akute Entzündung an der Oberfläche. Mehr als eine Schmerztherapie ist meist nicht mehr möglich.

Unter anderem wurde auch das Fieber als gefährlich eingestuft. Somit zählt auch dieses meist harmlose Symptom zu den zu bekämpfenden Äusserungen des Körpers, ungeachtet all der mutmasslichen Spätfolgen, unter anderem der chronischen Erkrankungen viele Jahre später.

Kinderkrankheiten und Fieber

Fieber ist keine Krankheit, es ist ein wertvolles Symptom. Nicht zufällig werden viele Krankheiten mit Fieber begleitet. So auch die meisten Kinderkrankheiten.

Im Allgemeinen wird das Fieber, also eine über der normalen Temperatur von ca. 37°C liegende Körpertemperatur, als Krankheit angesehen. Das Fieber spielt eine besondere Rolle im Falle einer Entzündung, denn ohne das Entwickeln von Fieber, sei dies durch lokale Erwärmung oder generell im ganzen Körper, können die Selbstheilkräfte nicht auf die notwendige Art regulierend in den Körper eingreifen, damit die Erreger, welcher Art auch immer, eliminiert werden können.

Wie in einem anderen Kapitel bereits geschrieben, erhielt 1927 Dr. Wagner-Jauregg den Nobelpreis, weil er das so genannte Heilfieber als Fiebertherapie zur Bekämpfung einer Krankheit eingeführt hat. Das Heilfieber hat sich aber nicht durchgesetzt. Ganz im Gegenteil: Kaum sind auch nur die kleinsten Anzeichen einer Entzündung zu erkennen, reagiert die Schulmedizin sehr häufig mit chemischen Substanzen unterdrückend und/oder zusätzlich mit fiebersenkenden Medikamenten. Dass das Antibiotika lediglich eine Unterdrückung und nicht selten eine Verschiebung der Beschwerden mit sich bringt, ist spätestens klar, wenn die unterdrückte Entzündung/Erkrankung, z.B. Mittelohrentzündung oder Angina, immer wieder aufflammt oder sich an einer anderen Stelle äussert. Telefonisch ersuchte mich eine Mutter vor Jahren um einen Termin, weil ihr Kind schon 22-mal Mittelohrentzündung hatte und jedes Mal Antibiotika bekam. In einem solchen Fall zweifle ich stark an den logischen Schlussfolgerungen des Arztes. Wobei Kinderärzte vier bis fünf Mittelohrentzündungen pro Jahr ja als normal erachten…

Bleiben wir bei der Mittelohrentzündung, die bei Kindern sehr häufig auftritt. Meist kommen solche Schübe in der Nacht, also dann wenn die Regeneration des Organismus am stärksten ist (nicht nur bei Kindern). In der Nacht versucht sich der Organismus störender Faktoren zu erledigen. Damit ist eigentlich schon fast alles gesagt, da die Entzündung und die daraus folgenden Schmerzen eine Erscheinung der tätigen Regenerationskräfte sind. Kupiert man nun die Entzündung und das Fieber mittels symptomunterdrückender Mittel, so nimmt man dem Körper die Möglichkeit aus der Infektion bleibend zu lernen. Eine Mittelohrentzündung mit der Unterstützung von Naturheilmitteln durchgemacht, kommt mit grösster Wahrscheinlichkeit nicht mehr. Bei meinem Sohn, als er ca. anderthalb Jahre alt war, reagierten wir mit einer einmaligen homöopathischen Einzeldosis, als er nachts schreiend mit Ohrenschmerzen aufwachte. Danach kam nie mehr auch nur das Geringste in Bezug zu den Ohren.

Es wurden schon einige wissenschaftliche Versuche im Zusammenhang mit der Wirkung von Fieber gemacht, die eigentlich aufrütteln sollten. Werden Versuchstiere mit Viren infiziert und bei niedrigen Temperaturen gehalten, dann sterben bis 100 % der Tiere. Versuchstiere mit den gleichen Voraussetzungen, jedoch bei einer Raumtemperatur von 38°C gehalten, überlebten. Bekannt ist diese Tatsache insofern, als dass die Raumtemperatur auf die Versuchstiere und damit auch auf die Resultate einen grossen Einfluss haben kann. [44]

Es wurden in anthroposophischen Kreisen Studien gemacht, welche die Zusammenhänge zwischen Entzündung, resp. fiebrigen Erkrankungen und Krebs im Alter aufzeigten. Bei den meisten Krebspatienten waren in deren Lebensgeschichte keine oder nur wenige fieberhafte Erkrankungen vorgekommen, resp. aufkommendes Fieber wurde sofort unterdrückt.[45]

In der Tierwelt gibt es Tiere, die sich in die pralle Sonne legen, wenn sie spüren, dass etwas in ihrem Organismus nicht stimmt. Ich nehme ein heisses (wirklich heisses) Basenbad, um dem Körper so die nötige Energie auch von aussen zuzuführen. Meistens genügt dies und eine nachfolgende Krankheit kommt gar nicht

---

[44] http://www.scinexx.de/wissen-aktuell-14623-2012-04-02.html
[45] Das Bild des Menschen als Grundlage der Heilkunst, Band 2 und 3, Husemann, Wolff

auf, wobei ich eh sehr selten krank bin. Machen Sie dies aber nur, wenn der Kreislauf stark genug ist, oder sie eine Hilfe („Badewannenausstiegshilfe" ☺) in der Nähe haben.

Bei Erwachsenen tritt hohes Fieber nur als Symptom einer schweren Erkrankung auf und stellt für den Organismus eine wesentliche Belastung dar. Das Kind dagegen wird mit hohem Fieber grundsätzlich leichter fer-

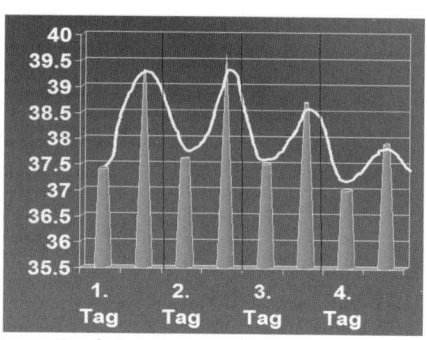

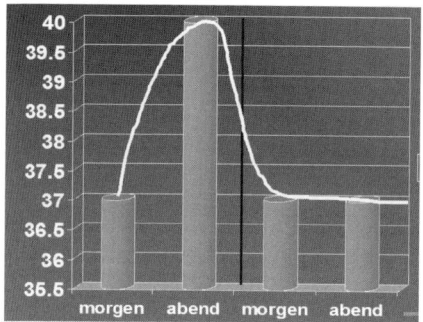

tig. Eine Gefährdung für Kreislauf, Herz und andere Organe tritt keineswegs in dem Masse auf wie bei Erwachsenen. Diese Tatsache wir heute oft missachtet.

Fieber zwischen 37 und 39.5 Grad, während drei bis fünf Tagen rhythmisch, das heisst am Morgen weniger als am Abend, bedarf noch keiner Handlung, weder Fieberzäpfchen noch Essigsocken. Kleinkinder bis ca. 7 Jahre reagieren des Öfteren mit kurzen und hohen Fieberattacken, was wir vor allem bei unserem Sohn einige Mal beobachten konnten. Ich nenne dieses Fieber das konstitutionelle Fieber, welches für die kurzzeitige Verbrennung alter Sachen bestens geeignet ist.

Wie oben schon geschrieben, ist das die Kinderkrankheiten begleitende Fieber für die gesunde Entwicklung des kindlichen Organismus äusserst wichtig. Nicht nur unterdrückte Hautausschläge sondern auch immer wieder unterdrücktes Fieber kann sich negativ auf die gesundheitliche Entwicklung auswirken.

Der gesunde Menschenverstand fragt sich zu Recht, warum gewisse chronische und sklerotische (abbauende, destruktive) Krankheiten nicht nur vermehrt, sondern auch in immer früheren Lebensabschnitten auftreten[46]. Dies kann nur damit erklärt werden, dass der Körper zuerst versucht, sich über vorgesehene Art und Weise, z.B. Hautekzeme, zu reinigen. Gelingt dies aufgrund äusserer Faktoren (Unterdrückung) nicht, sucht er eine andere Möglichkeit, um sich der Altlasten zu entledigen. Das können dann die inneren Organe sein. Möglich ist aber auch, dass der Organismus vor Ort resigniert. Dies zeigt die Wichtigkeit der richtigen Handlung und Behandlung beim ersten Auftreten einer Beschwerde auf.

Ein Kind kann übrigens Fieber ohne weitere Symptome erzeugen. Trotzdem kann es sein, dass das Kind mit dem symptomlosen Fieber die Masern oder Röteln oder sonst eine Erkrankung durchgemacht hat.[47] Denn jede Krankheit kann auch atypisch verlaufen, das heisst nicht so, wie sie im Lehrbuch beschrieben wird. Dies ist wichtig zu wissen. Denn viele Eltern machen sich heute unnötig Sorgen, wenn ihre Kinder eine „gewünschte" Erkrankung offensichtlich nicht durchgemacht haben. Es ist jedoch so, dass bei weitem nicht alle Kinder Masern, Röteln

---

[46] www.uni-rostock.de/.../chronische_erkrankungen_von_kindern.pdf
[47] Dies ist meistens nur dann ersichtlich, wenn ein danach Antikörpertiter bestimmt werden würde. Da der Antikörpertiter jedoch kein Zeichen für Immunität ist, sind diese Tests nicht wirklich aussagekräftig.

und Co. durchmachen müssen.[48] Ein gesunder Organismus weiss, was er braucht und wie er sich weiter entwickeln kann.

Fieberkrämpfe

Gefürchtet bei vielen Eltern sind die Fieberkrämpfe, mit denen auch regelmässig von ärztlicher Seite her Angst gemacht wird. Fieberkrämpfe haben aber in der Regel keine schwerwiegenden Folgen auf die Entwicklung von Intellekt und Verhalten. Dies ergab eine Follow-up-Studie mit knapp 15.000 Zehnjährigen, die in der gleichen Woche geboren wurden.[49]

Ein Fieberkrampf bei einem Kleinkind versetzt Eltern oft in die grosse Angst, ihr Kind müsse sterben, es entwickelt sich eine Epilepsie oder ein Hirnschäden. Insgesamt gesehen sind Fieberkrämpfe nicht selten: Studien zufolge sind zwei bis vier Prozent aller Kinder mindestens einmal vor dem fünften Geburtstag betroffen. Die Datenlage zu den Spätfolgen dieser Krämpfe sind bisher widersprüchlich geblieben: Untersuchungen, in denen die Kinder wegen Fieberkrämpfen hospitalisiert waren, ergaben, dass es bei bis zu 22 Prozent zu einem mentalen Zurückbleiben kam. Dagegen zeigte eine gross angelegte Studie mit Kindern von damals 54.000 schwangeren Frauen, dass die im Laufe der ersten Lebensjahre aufgetretenen Fieberkrämpfen nicht zu Intelligenzdefiziten bei Siebenjährigen führten. Weitere Studien zeigen ähnliche Resultate, wie die oben genannte. Die Prognose bei

---

[48] Meine beiden ungeimpften Kinder hatten beide nur leicht die Windpocken. Zumindest offensichtlich. Ob noch andere Krankheiten durchgemacht wurden, haben wir nie testen lassen.
[49] N. Engl J. Med. 1998; 338: 1723-8

Fieberkrämpfen wird im Ganzen als gut bewertet. Die „erste Therapie" besteht deshalb darin, die Eltern darüber aufzuklären und zu beruhigen.

Grundsätzlich gibt es Stimmen die sagen, dass die wichtigste Akutbehandlung bei einem erkrankten Kind das Beruhigen der Mutter sei. Nun, da werden Sie, liebe Leserin wohl vermutlich Ihre eigenen Erfahrungen bereits gemacht haben…

Charakterliche Entwicklung

Nicht nur für den Organismus können richtig durchgemachte Kinderkrankheiten ein Segen sein, sondern auch für den Charakter des Kindes und damit auch für die Eltern. Oft wird beobachtet, dass sich das Kind nach der durchstandenen Krankheit positiv verändert hat. Es schreit zum Beispiel weniger, ist weniger „trötzelig", kann sich besser konzentrieren oder ist ausgeglichener. Diese Situationen kennen wir auch bei uns. Wenn uns etwas plagt, das dringend raus muss, irgendeine Erklärung oder gar ein Geständnis, dann geht es uns so lange schlecht, wie wir das Geheimnis für uns behalten. Wir sind genervt, gereizt, ertragen uns und die anderen nicht. Ist das Geständnis draussen, dann fühlen wir uns befreiter und es geht uns wieder wesentlich besser.[50] Genau so geht es auch dem Kind. Nur findet dieses „Rauswollen" auf der organischen Ebene statt. Der Effekt ist aber derselbe. Impfungen können das Durchmachen solcher Reinigungs- und Entwicklungsprozesse verhindern. Das Aufgestaute

---

[50] Zumindest ist das Gewissen bei 96% der Menschen für solche Dinge vorhanden. 4% so genannte Soziopathen haben kein Gewissen, weshalb sie damit auch keine Probleme haben.

aus der Kinderzeit kumuliert sich mit dem Aufgestauten aus der Erwachsenenzeit und entlädt sich dann irgendwann einmal, evtl. in einer Form, die so nie hätte entstehen dürfen und müssen.

Als Beispiel für solche Entwicklungsschritte werden von Eltern, die die Veränderungen beobachtet haben, folgende Angaben gemacht:

- Ruhiger, ausgeglichener
- Schläft besser und ruhiger
- Schläft nun durch
- Nässt nicht mehr ein
- Andere Beschwerden (Hautekzem, Neurodermitis, Immunsystemschwäche usw.) wurden besser
- Weniger aggressiv, keine Tobsuchtsanfälle mehr
- Selbstbewusster
- Kann sich besser konzentrieren, ist aufmerksamer
- Und anderes

Es findet jedoch nicht immer ein solcher Entwicklungsschritt statt, zumindest nicht im Aussen spürbar. Aber auch durch ein „stilles" oder asymptomatisches Durchmachen, kann das Kind profitieren. Dies kommt bei gesunden Kindern nicht selten vor. Nebst der Immunisierung findet auch hier ein innerer Prozess statt, wenn auch nicht so deutlich im Aussen ersichtlich.

Masern, Scharlach, Röteln

Bei diesen Krankheiten handelt es sich um die „echten" Kinderkrankheiten. Während Masern und Scharlach eher mit der

Vergangenheitsbewältigung zu tun haben, also vererbtes ausarbeiten, sind die Röteln in die Zukunft gerichtet, indem durch „Übung" neues veranlagt wird: Sie dienen der Stärkung des Individuellen im organischen Bereich. Diese Krankheiten bereinigen allfällige Problematiken, welche uns von den Eltern mitgegeben wurden und bereiten den Boden vor, damit das Ich des Kindes, besser in den physischen Organismus eingreifen kann.

Die Erfahrung zeigt, dass durchgemachte Kinderkrankheiten das Immunsystem stärken und zu einer lebenslangen Immunität führen. Da dieser Lernschritt durch das Herausbilden der Abwehr gegen Fremdes bereits in der Kindheit richtig gelernt werden muss (müsste), ist für die weitere physische und psychische Entwicklung des Kindes sehr wichtig. Kinder sind extrem lern- und regenerationsfähig. Nicht nur im intellektuellen Bereich, sondern auch im körperlichen. In die Schule müssen Kinder vom Gesetz her gehen, um vor allem intellektuell gebildet (lernen) zu werden. Warum darf dies nicht auch auf der körperlichen Ebene ungehindert geschehen (lernen)?

Früher wusste man um die Qualitäten einer durchgemachten Kinderkrankheit im Kindesalter. Kinder wurden zu Familien geschickt, deren Kinder an Krankheiten wie eben Masern, Mumps, Röteln und anderen erkrankt sind, damit die eigenen Kinder diese Krankheiten ebenfalls durchmachen. Heute werden solche Eltern fast als Verbrecher hingestellt[51]. Interessant ist die Tatsache, dass dabei nicht alle mit den Erkrankten in Kontakt

---

[51] So genannte Masernpartys, wie die Befürworter solche Treffen nennen, sind sehr selten. Es gibt sie nicht in der Form, wie immer behauptet wird. Ich neige auch eher dazu, davon abzuraten. Wenn ein Kind die Krankheit braucht, dann wird es diese auch bekommen, in der einen oder anderen Form. Nur Geimpfte, dessen Immunsystem, gar der gesamte Organismus lethargisch reagieren kann und dies auch oft tut, reagieren nicht oder nur mit asymptomatischen Krankheitszeichen.

gekommenen Kindern erkrankten. Entweder waren sie schon immun gegen die Krankheit, also still oder aktiv durchgemacht oder sie brauchen die Krankheit (noch) nicht.

Wenn man davon ausgeht, dass die Natur auch ohne Hinzu-tun des Menschen weiss, was sie macht und wie sie richtig zu funktionieren hat, dann kann man davon ausgehen, dass auch der junge unbeeinflusste menschliche Organismus weiss, was zu tun ist. Da in der freien Natur nur zum Überlegen getötet wird, kann man auch annehmen, dass diese Krankheiten in der heuti-gen Zeit für einen gesunden unbeeinflussten Organismus nicht mehr gefährlich sein können. Nur bei einem unnatürlichen Ein-greifen, sei dies mittels Impfungen, Ernährung, Psychostress, manipulative Emotion (z.B. Angst erzeugen) usw., kurz einer unnatürlichen und nicht selten unmenschlichen Lebensweise, fällt der Organismus aus seiner Harmonie heraus und kann mit Krankheiten nicht mehr so umgehen, wie er es könnte.

Werden Symptome, die aus der naturheilkundlichen Sicht der Heilung zugeordnet werden, unterdrückt, kann diese Handlung mit einem Boot im Hafen verglichen werden, welches zwar los-rauschen möchte, aber noch am Pier angebunden ist. Vor dieser unnatürlichen Behinderung kann nicht genug gewarnt werden. Denn es gibt auch in der offiziellen Wissenschaft bereits kritische Stimmen, die das frühe Eingreifen der Schulmedizin mit ver-schiedenen Massnahmen (z.B. zu schnell Antibiotika) als gefähr-lich für die weitere gesunde Entwicklung des jungen Menschen anschauen. Vor allem in anthroposophischen Ärztekreisen, aber auch bei anderen alternativmedizinisch behandelnden Ärzten, wird dies kritisiert.

Auch wird bemängelt, dass geimpfte Mütter den Nestschutz nicht mehr übertragen, da die mitochondriale Immunsystementwicklung[52] gestört wurde. Es konnte sich nicht gesund durch das allenfalls notwendige Durchmachen der Kinderkrankheit(en) der Mutter entwickeln. Dies ist auch mitunter einer der Gründe, warum heute Kinderkrankheiten in Lebensalter auftreten, in welchen sie früher nicht oder höchst selten aufgetreten sind: Säuglings- und Erwachsenenalter.

Dieses Kapitel wurde zwar mit Masern, Scharlach und Röteln betitelt. Jedoch kann das Geschriebene auch auf die anderen teilweise typischen Kinderkrankheiten übernommen werden. Deshalb wird auf die Darstellung weiterer Kinderkrankheiten und deren Sinn dahinter, an dieser Stelle nicht mehr eingegangen. Bitte bemühen Sie sich in der empfohlenen Literatur und im Internet um vertieftes und erweitertes Wissen, denn dieses Buch stellt eine grundlegende Übersicht dar. Auch die natürliche Behandlung der Krankheiten ist nicht Bestandteil dieses Buches. Hier möchten wir ebenfalls auf die im Anhang vermerkten Bücher[53] verweisen.

---

[52] Die Mitochondrien sind in die Zellen eingewanderte Bakterien mit einer eigenen DNA, die schon lange vor den Menschen existierten. Es gibt noch wenige Erkenntnisse darüber, aber es zeigt sich immer mehr, dass diese Mitochondrien, die von der Mutter auf das Kind übertragen werden, sehr wichtig für die Übertragung auch des Nestschutzes sein könnten. http://www.promito.at/69.html
[53] Die empfohlenen Bücher finden Sie auf den letzten Seiten dieses Buches und weitere im Shop des Netzwerkes Impfentscheid: shop.impfentscheid.ch

Einfluss des Ausbleibens von Kinderkrankheiten auf die gesunde Entwicklung

Oft wird in naturheilkundlichen Kreisen bedauert, dass die Kinderkrankheiten im Allgemeinen zurückgehen teilweise gar verschwunden sind und damit den Kindern die Entwicklungsmöglichkeiten genommen werden. Dies ist nicht in jedem Fall richtig. Wie bereits geschrieben, muss nicht jedes Kind jede Krankheit auch durchmachen. Das ist nicht nötig. Nicht alle Kinder sind in demselben Masse belastet. Ausserdem können immunstarke Kinder die Krankheiten auch ohne sichtbare Symptome durchmachen. Wer auch hier den natürlichen Regelmechanismen vertraut, wird dies nachvollziehen können.

Trotzdem muss angeschaut werden, warum die Krankheiten zurückgegangen sind. Meist wird ein Rückgang mit der Durchimpfung in den Zusammenhang gebracht. Dass dies so nicht ist wurde und wird noch dargestellt. Ein wichtiger Punkt für den Rückgang einer Krankheit im Allgemeinen ist, dass die heutigen Organismen aufgrund des Gedächtnisses der Mitochondrien immun gegen die „alten" Krankheiten[54] geworden sind. An der Pest erkrankt hierzulande niemand mehr. In anderen Ländern ist die Pest jedoch noch nicht ausgestorben, es gibt auch immer mal wieder Erkrankungsfälle oder gar Todesfälle.

Zusammengefasst werden kann dieses Kapitel folgendermassen:

---

[54] „Alte" Krankheiten sind z.B. Pest, Cholera, Typhus usw. Alles Krankheiten, die vor der Verbesserung der Lebensumstände (Hygiene, Ernährung, Soziales) auch hierzulande noch gewütet haben, jetzt verschwunden, jedoch weltweit nicht ausgestorben sind.

- Es ist nicht tragisch, wenn ein gesund und ungestört auf-
wachsendes Kind eine Kinderkrankheit nicht bekommt. Es
braucht diese Krankheit ziemlich sicher für seine Entwicklung nicht.

- Es kann durchaus ein Problem darstellen, wenn Kinder von
geimpften und nicht natürlich immunisierten Müttern eine
Krankheit nicht bekommen, obwohl sie sie eigentlich
bräuchten. Ob sie die Krankheit wirklich brauchen oder
nicht, kann natürlich nicht eindeutig festgestellt werden,
weshalb ja auf ein natürliches, ungestörtes und ungeimp-
ftes Aufwachsen und Entwickeln der Kinder geachtet werden sollte.

- Es ist mitunter tragisch, wenn ein gesundheitlich belastetes
Kind die Krankheit nicht bekommt, weil das Immunsystem
durch die Impfung in eine Lethargie gesetzt wurde und
somit die nötige Entwicklung nicht machen darf. Spätfolgen im Erwachsenenalter sind durchaus möglich.

- Es ist tragisch, wenn die Symptome wie Fieber und Hautausschläge bei einem Kind unterdrückt werden, weil Angst
vor Spätfolgen die Vernunft überragt. Spätfolgen treten jedoch äusserst selten auf. [55]

- Es ist tragisch und sozial unverträglich, dass in Kinderjah-
ren der Organismus durch unterdrückende Massnahmen
von Fieber und Hautausschlägen gehindert wird, sich zu
reinigen und sich für ein gesundes Altwerden vorbereiten
kann. Die steigende Anzahl der chronischen Erkrankungen

---

[55] Bei Masern wird zwar von einer Komplikationsrate von 1:1000 geschrieben. Jedoch sind diese Zahlen mehr als nur fraglich, da rund 40% der Erkrankten nie einen Arzt sehen. Ausserdem muss immer abgeklärt werden, was vor der Komplikation alles abgelaufen ist, wie der Gesundheitszustand im Allgemeinen war.

zeigt dies deutlich auf. Wird hier nichts dagegen unternommen, werden die Kosten unaufhaltsam aus dem Ruder laufen.

Verschiebungen der Kinderkrankheiten ins Jugend- und Erwachsenenalter

Oft liest man, dass die Impfung Opfer ihres eigenen Erfolgs sei. Dies ist aus unserer Sicht nicht richtig. Es muss eher angenommen werden, dass es umgekehrt ist: Die Menschheit ist Opfer der manipulativen Eingriffe durch Impfungen und Symptombehandlungen geworden. Denn trotz immer leistungsfähigeren Geräte, mehr und anderen Medikamenten, erweiterten „Erkenntnissen" in der Naturwissenschaft usw., wird der Mensch immer kranker. Er lebt zwar durchschnittlich länger, aber er verursacht wesentlich mehr Kosten. Durchschnittlich ist er acht Tage im Jahr krank und verursacht Kosten von CHF 8'200 pro Jahr[56]. Tendenz stark steigend.

Dass Masern im Erwachsenenalter kein Zuckerschlecken sind, das kann nachvollzogen werden. Aber warum treten denn heute nicht nur die Masern im Erwachsenenalter auf? Warum gar auch im Säuglingsalter?

Angetönt wurde es schon, dass geimpfte Mütter keinen Nestschutz mehr abgeben. Dies ist aber nur der eine Punkt. Ein wichtiger weiterer Punkt ist, dass Impfungen in den jungen Organismus in dem Sinne eingreifen, so dass sie das Immunsystem in

---

[56] http://www.bfs.admin.ch/bfs/portal/de/index/themen/14/05/blank/key/ueberblick.html

der natürlichen Funktion beeinflussen. Sie zwingen es in eine Lethargie, so dass es nicht mehr so reagieren kann, wie es eigentlich vorgesehen ist. Ähnlich wie der Fluss, der eigentlich aufgrund seines vielen Wassers gar nicht so schnell fliessen will, dies aber wegen dem Kanalbau bis zur nächsten Stauungssituation muss. Damit kann er sich nicht reinigen und nimmt den kompletten Dreck mit sich.

Das Immunsystem reagiert oft nach einer Impfung mit Rötung an der Einstichstelle (Entzündung = Hyperaktivität des lokalen Gewebes), Fieber (Abwehrreaktion des Organismus gegen Fremdstoffe) und Müdigkeit (der Organismus braucht die Lebensenergie an einer anderen Stelle. Diese drei Reaktionen sind noch die „harmlosesten". Schwerwiegender wird es, wenn nach einer Impfung Schwindel und Kopfschmerzen entstehen, denn hier ist ein klares Anzeichen vorhanden, dass das Gehirn von den Impfinhaltsstoffen angegriffen wurde.

Diese massiven Eingriffe muss der Organismus zuerst verdauen, was ihm die Energie für andere wichtigere Aufgaben nimmt. Wenn wir wieder mit dem kanalisierten Fluss, der über die Ufer getreten ist, vergleichen, dann müssen die betroffenen Menschen zuerst die Überschwemmungsablagerungen und -zerstörungen entfernen. Je nachdem wie stark diese Zerstörungen sind, kann dies das normale Leben beeinträchtigen, es kann nicht mehr den gewohnten Gang nehmen. Anderes bleibt liegen. So kann es auch bei geimpften Menschen sein: Das „Aufräumen" nach den Impfungen nimmt der Weiterentwicklung des Organismus Energie weg. So ist es nicht verwunderlich, dass Eltern an ihrem frisch geimpften Kind einen Entwicklungsstillstand, teilweise gar einen Entwicklungsrückschritt, beobachten.

Man ist versucht zu sagen, Gott sei Dank reagieren nicht alle Geimpften so negativ auf Impfungen. Man muss aber leider auch sagen, dass die möglichen Impfnebenwirkungen wesentlich häufiger sind, als von offizieller Stelle zugegeben wird. Denn z.B. wurde noch nie von offizieller Behördenseite definiert, was eine Impfnebenwirkung und was ein Impfschaden sind. Wir stehen hier immer noch am Anfang der wirklichen Erfassung der Tragweite der Impfungen.[57]

Die Verschiebung in unnatürliche Lebensalter der Krankheiten hat meist etwas damit zu tun, dass zu massiv in die gesunden Funktionen des Organismus eingriffen wird. Anders ist es nicht erklärbar. Ob die Nachimpfung eines Menschen nun die Gefahr einer Erkrankung im Erwachsenenalter löst, ist mehr als fraglich, da an der Schutzwirkung der Impfung stark gezweifelt werden muss.

Wesentlich nachhaltiger und nachweislich auch gesünder ist der Verzicht auf Impfungen, so dass diese in diesem Kapitel beschriebene Problematik mit grösster Wahrscheinlichkeit gar nicht eintreten wird. Denn wie die folgende Statistik zeigt, treten die meisten Erkrankungen, in dem Fall die Masern, während der Kindheit auf.

---

[57] http://ehgartner.blogspot.co.at/2013/12/bemerkung-zur-feststellung-von.html (…möglichen Impfschäden)

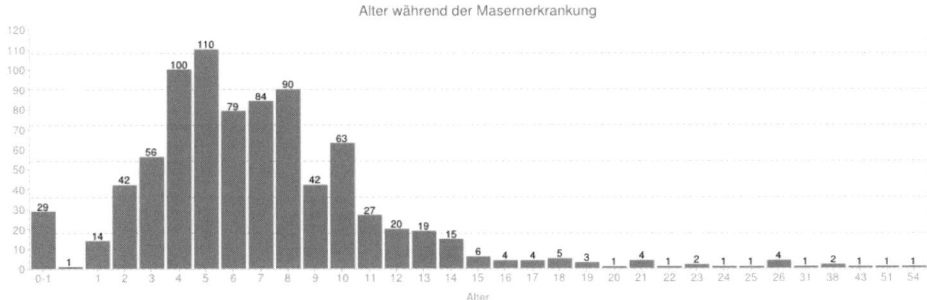

Alter während der Masernerkrankung

In dieser Umfrage, welche von impfschaden.info durchgeführt wurde, sind über 80% ungeimpft.

Grundsätzlich funktioniert etwas auf der natürlichen Ebene basierendes besser, wenn der Mensch seine Finger davonlässt oder zumindest höchstens mit natürlichen Massnahmen eingreift, wenn dies denn überhaupt nötig ist. Spätfolgen durch den widernatürlichen Eingriff müssen sonst in Kauf genommen werden. Oder wie heisst es doch: Früh übt sich, was später ein Meister werden will...

Rückgang der Kinderkrankheiten

Noch so gerne werden von den Ärzten Statistiken gezeigt, welche anscheinend beweisen sollen, dass die Impfungen den Rückgang der Kinderkrankheiten verursacht haben. Einer genaueren und kritischen Betrachtung halten diese Aussagen jedoch nicht stand. Schnell einmal wird erkannt, dass auch hier die Aussage „ich traue keiner Statistik, die ich nicht selbst gefälscht habe" durchaus ihre Berechtigung hat.

Um dies an dieser Stelle bildlich darzustellen nachfolgend einige Statistiken. Unkommentiert. Einfach zur eigenen Betrachtung und Meinungsfindung dargestellt.

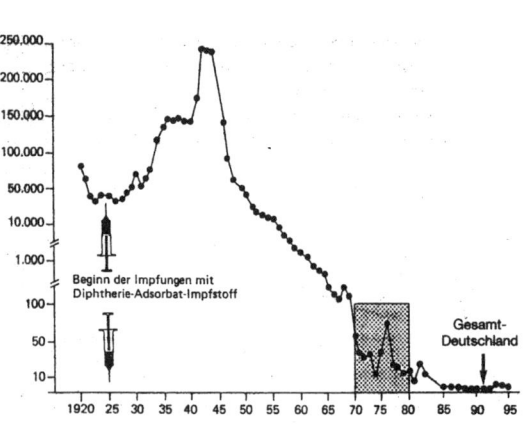

Diphtheriesterbefälle in Deutschland

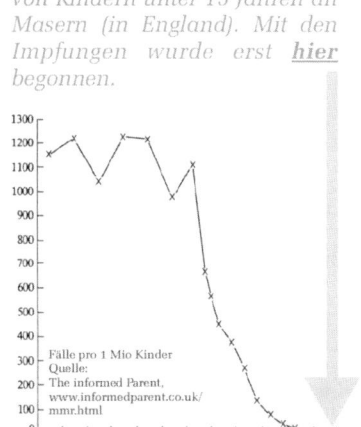

*Die Grafik zeigt die Sterberate von Kindern unter 15 Jahren an Masern (in England). Mit den Impfungen wurde erst **hier** begonnen.*

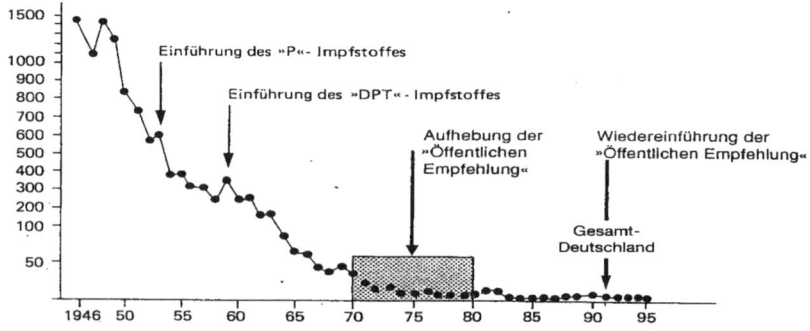

P = Keuchhusten, DTP = Diphtherie, Tetanus, Keuchhusten

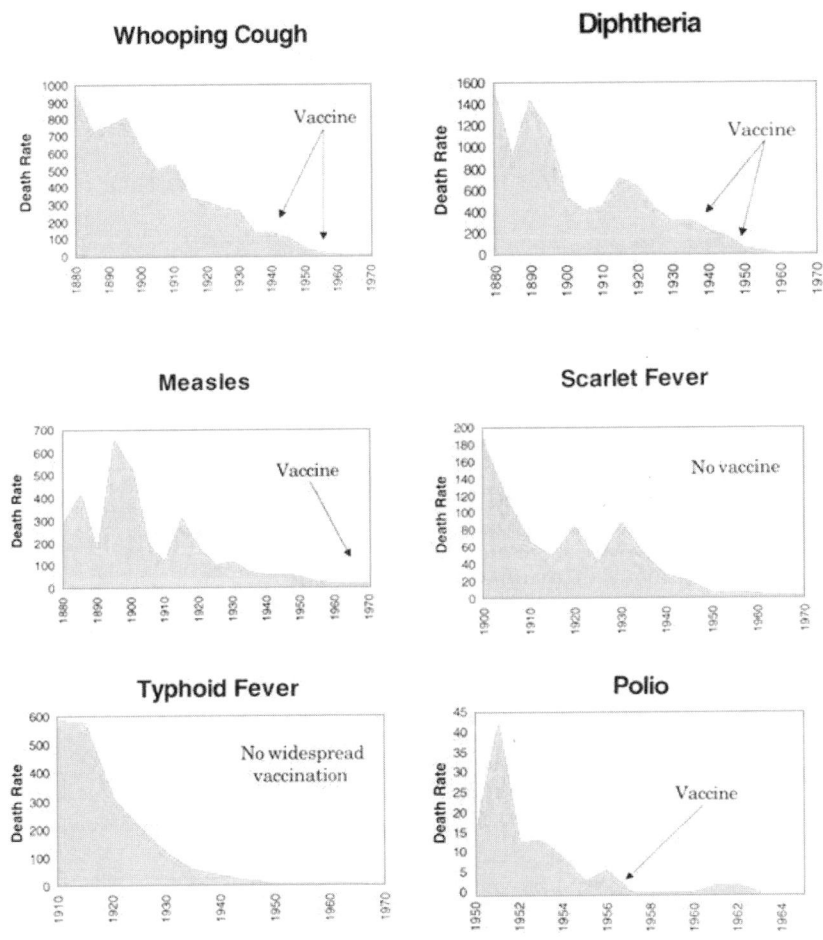

Diverse Statistiken aus den USA

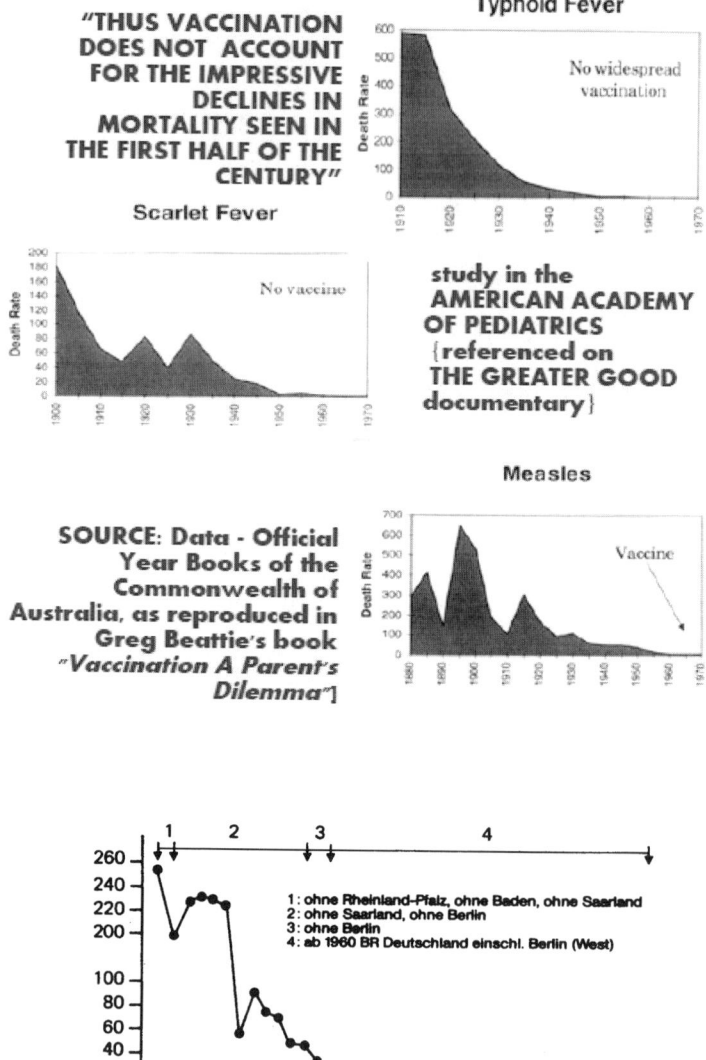

Typhoid Fever

No widespread vaccination

"THUS VACCINATION DOES NOT ACCOUNT FOR THE IMPRESSIVE DECLINES IN MORTALITY SEEN IN THE FIRST HALF OF THE CENTURY"

Scarlet Fever

No vaccine

study in the
AMERICAN ACADEMY OF PEDIATRICS
{referenced on
THE GREATER GOOD
documentary}

Measles

Vaccine

SOURCE: Data - Official Year Books of the Commonwealth of Australia, as reproduced in Greg Beattie's book *Vaccination A Parent's Dilemma*}

1 : ohne Rheinland-Pfalz, ohne Baden, ohne Saarland
2 : ohne Saarland, ohne Berlin
3 : ohne Berlin
4 : ab 1960 BR Deutschland einschl. Berlin (West)

Scharlachstatistik: Rückgang auch ohne Impfung

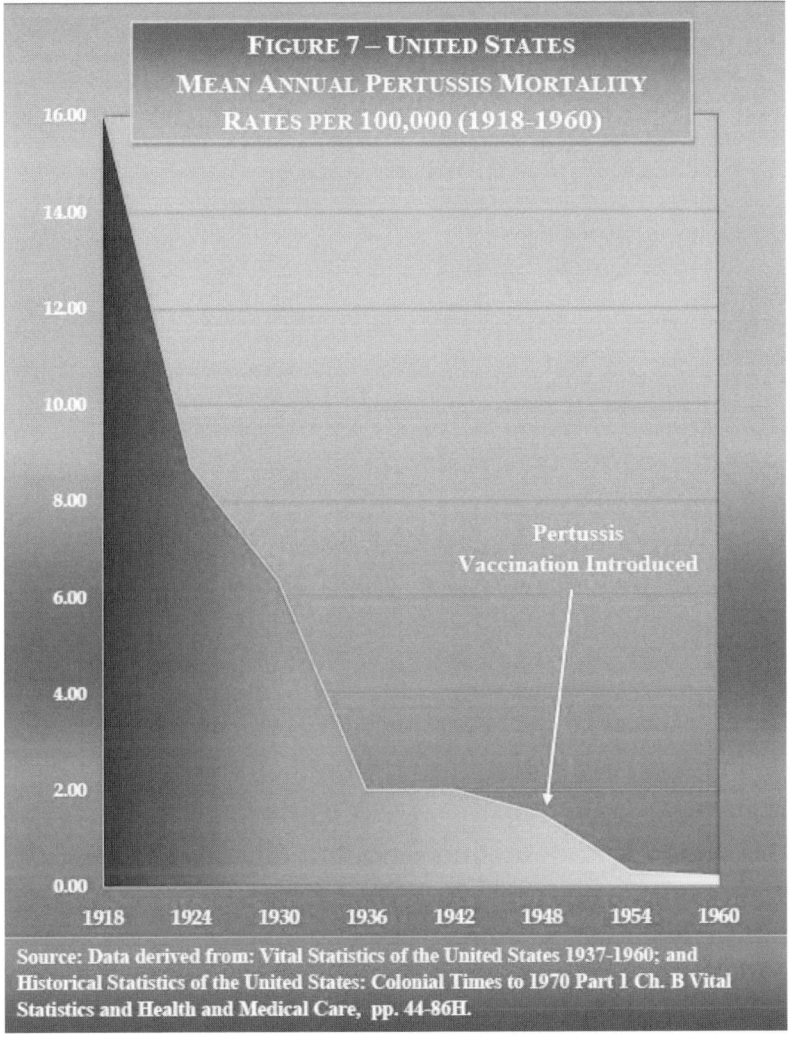

Wie von Seiten der Befürworter „gemogelt" wird, möchte ich anhand zweier Grafiken, die im Dezember 2013 durchs Netz gingen, aufzeigen. Zuerst die Impfbefürwortergrafik, die natürlich für die Impfungen spricht:

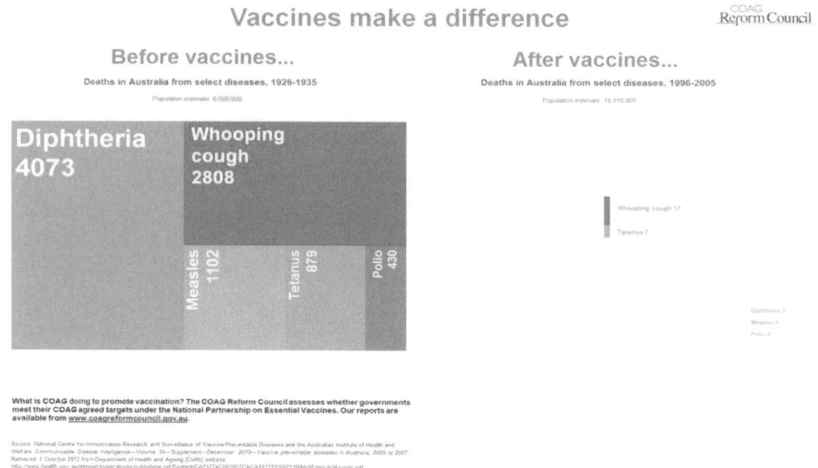

Deutlich ist der Rückgang ersichtlich: Starben in den Jahren 1926-1935 noch knapp 10'000 Menschen an Diphterie, Tetanus, Masern, Polio und Keuchhusten, starben in den Jahren 1996-2005 „nur" noch insgesamt 24 Menschen. Eine Erfolgsgeschichte, auf den ersten Blick zumindest. Nimmt man nun aber die Zahlen der Todesfälle über den gesamten Zeitraum dazu, dann sieht die Sache doch etwas anders aus. Hier nur die Grafik des Keuchhustens, die anderen Zahlen sind jedoch mehr oder weniger gleichverlaufend:

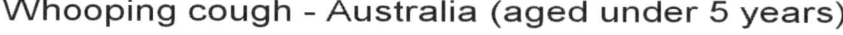

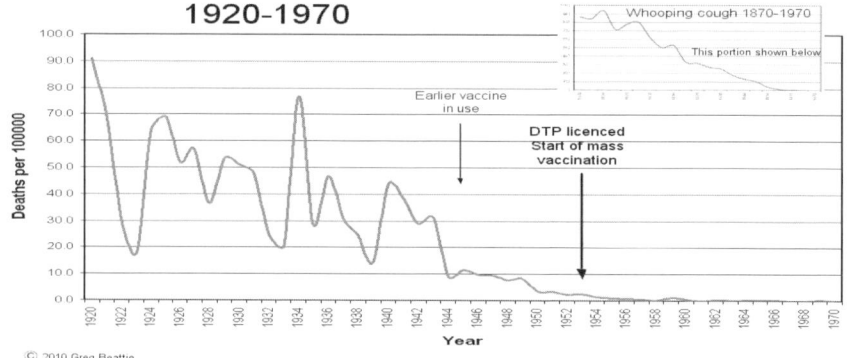

Natürlich müssen immer alle Statistiken mit Vorsicht genossen werden, da bei einer Erstellung von Statistiken immer auch ein gewisses meist finanzielles Interesse dahinter steht. Man will das was man selbst vertritt aufzeigen und damit seine bisherigen Ideale nicht in Frage stellen. Das bedeutet eigentlich nur, dass wir grundsätzlich kritisch sein sollten, egal von wem die Zahlen kommen, sobald auch nur im Ansatz ein finanzielles Interesse erkannt werden kann.

Diese Problematik der geschönten Zahlen wäre jedoch einfach zu lösen, wenn die staatlichen Behörden und statistischen Ämter unabhängig wären und sich nur dem Volk verpflichtet fühlen würden. Dann würden nicht nur Statistiken einen grossen Aussagewert erhalten, sondern auch die Tests der Impfungen und Medikamente würden unabhängig durchgeführt werden können. Aber dies ist Thema eines anderen Buches aus dieser Reihe.

Nun fragt man sich natürlich zu Recht, was denn die Hauptursachen für den Rückgang der Krankheiten sind. Diese Darstellung folgt nun.

Hygiene, Ernährung und Soziales

Max Josef von Pettenkofer[58] zeigte es zu seiner Zeit sehr deutlich auf: Durch die massive Verbesserung der Hygiene, wurde München dazumal zur saubersten Stadt Europas. Natürlich wurde er zu seiner Zeit von seinen Kollegen ausgelacht und de-

---

[58] Wikipedia: Max Josef von Pettenkofer (* 3. Dezember 1818 in Lichtenheim bei Neuburg/Donau; † 10. Februar 1901 in München) war ein deutscher Chemiker und Hygieniker. Nach ihm ist das Max von Pettenkofer-Institut für Hygiene und medizinische Mikrobiologie in München benannt.

nunziert. Er wagte es, einen bisherigen Irrtum aufzudecken, dass Arzthände eben nicht vor der Übertragung von Krankheiten gesegnet sind. Er ordnete an, dass seine Ärzte vor dem Wechsel zu einem anderen Patienten die Hände waschen mussten. Dadurch sank z.B. das Wochenbettfieber um 50%. Ende des 19. Jahrhunderts erhielt München eine Kanalisation. Dieser Faktor darf vor allem bei der Kinderlähmung (Polio) nicht ausser Acht gelassen werden: Polioviren verbreiten sich (nach herrschender Lehrmeinung) über den Stuhl, also auch über Abwasser aus Toiletten. Diese fliessen auch bei uns nicht schon Jahrhunderte durch Kanalisationen ab, sondern durch kleine Rinnsale entlang der Gassen. Kläranlagen sind ein Erzeugnis der letzten 150 Jahre. In vielen unterentwickelten Ländern sind Kläranlagen jedoch auch heute noch nicht vorhanden, was mitunter erklärt, dass dort viele Krankheiten noch vorkommen, die bei uns aufgrund der Hygiene mehr oder weniger verschwunden sind.

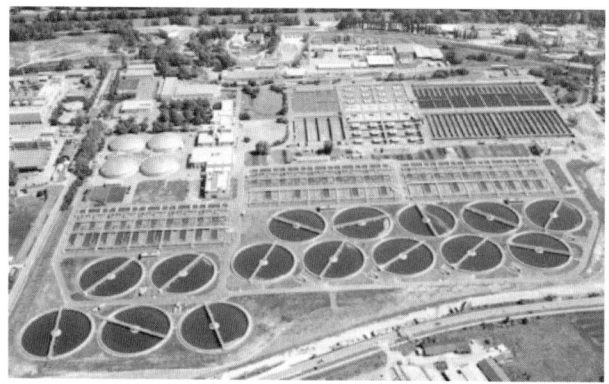

Quelle: http://www.chemiereport.at

Heute ist die Hygiene leider schon so weit fortgeschritten, dass daraus ein Hygienewahn entstanden ist. Denn auch hier fragt sich der gesunde Menschenverstand, ob es wirklich antibakterielle Unterwäsche braucht? Vor allem, wenn man weiss, dass diese Wirkung unter anderem nur durch das Zusetzen von hochgiftigem Formaldehyd erreicht werden kann. Auch Kinder vom „Dreck" fernzuhalten, kann nachteilig sein. Früher wusste man, dass ein Kind sein Immunsystem durch den Kontakt mit der Natur, sprich Erde usw., stärken konnte und sollte.

Der aktuelle Polio-Ausbruch in Syrien ist nicht auf die fehlende Impfung zurückzuführen, sondern auf die Kriegszustände. Wie soll sich ein Mensch gesund entwickeln, wenn er am morgen nicht weiss, ob er den Abend erlebt und was er tagsüber essen soll oder ob er an sauberes Wasser kommt? Syrien ist im Jahre 2013/14 ein Kriegsland mit zerbombten Städten, zerstörten Hygieneeinrichtungen. Dass in einem solchen Fall Krankheiten auftauchen ist nach dem gesunden Menschenverstand logisch.

Ein Nachweis dieser Aussage sind die Diphtherieerkrankungen in Berlin während des zweiten Weltkriegs. Vor dem Krieg und zu Beginn dessen wurde geimpft, trotzdem stiegen die Erkrankungszahlen. Nach dem Kriegsende sanken die Zahlen massiv ab, ohne Impfung. Was ist passiert? Nun, die Deutschen sahen wieder ein Licht am Horizont, konnten aufatmen, wieder beginnen zu leben, mit dem Neuaufbau beginnen, der Tyrann und sein Regime waren weg. Deshalb ist es nicht verwunderlich, dass die Diphtherie massiv zurückging. Die

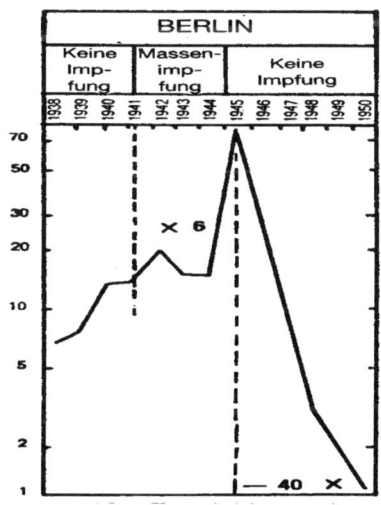

Diphtherie ist eine Elendserkrankung und kommt nur bei elendigen Lebensbedingungen vor.

Auch die Ernährung kann heute wesentlich ausgewogener und gesünder sein, als dies vor allem in Siedlungsballungen noch vor 100 Jahren der Fall war. Und auch ausreichend. Wer denn will, kann sich gesund ernähren. Freiwillig:

So   oder   so:

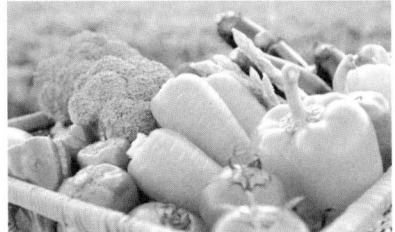 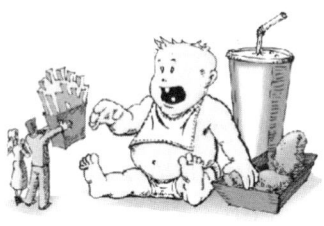

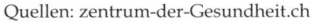

Quellen: zentrum-der-Gesundheit.ch   www.prwatch.org

Die Medizin hat sicherlich gute Resultate erzielt. So konnte mit dem Penicillin und später dem synthetischen Nachfolger Antibiotika viel Leid verhindert werden. Viele Krankheiten verloren ihren Schrecken. Auch im Bereich der Chirurgie und Unfallversorgung wurde einiges erreicht. So konnte sicherlich die Todesfallrate der Säuglinge durch die moderne Medizin gesenkt werden. Im Notfall ist jeder Mensch in Westeuropa innert nützlicher Frist in einer Notfallaufnahme. Diese Faktoren waren früher nicht vorhanden, oder nur vermindert. Das heutige soziale Gesundheitssystem hat(te) sicherlich auch seine Vorteile und Auswirkungen.[59]

---

[59] ..hatte seine Vorteile diesbezüglich. Das Krankheitssystem wird in absehbarer Zeit nicht mehr finanzierbar sein. Es braucht deshalb umfangreiche Strukturänderungen des Systems und eine Massregelung der Gesundheitsdienstleister, vor allem der Pharma.

Hygiene und Ernährung sind sicherlich zwei der Hauptgründe. Aber auch das soziale Netz, durch welches man heute nicht mehr fallen muss, hat zu den wesentlich verbesserten Lebensumständen geführt. Natürlich ist es praktisch und bequem auf einen fahrenden Zug aufzuspringen und zu behaupten, man habe diesen auch ins Rollen gebracht...

Es gibt aber noch weitere Faktoren, die die Zahlen gewisser Erkrankungen zum Sinken gebracht haben. Aber wie schon mehrfach angetönt, hat sich an der Gesamtzahl der kranken Menschen nichts verändert. Eher das Gegenteil ist eingetreten: Der Mensch lebt zwar länger (weniger akute lebensbedrohliche Erkrankungen), aber er ist auch länger krank (chronische Erkrankungen, begleitet von viel Leid, Schmerz, Einschränkungen usw.). Diese weiteren Faktoren sind wichtig, um zu verstehen, dass auch behördliche Zahlen immer mehrschichtig betrachtet und kritisch analysiert werden müssen.

Erregerverschiebung

Eine der grössten Problematiken in der Medizin ist die Erregerverschiebung. Dabei verändert sich ein Erreger nur wenig, aber immer noch genügend, um eine quasi neue Krankheit auszulösen. Dies hat natürlich auch Auswirkungen auf die Produktion von Impfungen, da eine Impfung gegen eine Krankheit nur spezifisch auch diese Krankheit verhindern soll. Als Beispiel soll die Pneumokokkenimpfung zitiert werden:

"Die Inzidenz (Erkrankungsrate) bei Pneumokokken-Meningitis stieg in Nordfrankreich nach Einführung der Pneumokokkenimpfung zwischen 2005 und 2008 bei Kindern und Jugendlichen unter 18 Jahren auf das 2,2-fache, bei den Kindern unter zwei Jahren sogar um das 6,5-fache an. Doch laut offizieller Erklärung ist der Impfstoff wirksam. Der Anstieg gehe auf das Konto von Pneumokokken-Subtypen, die nicht im Impfstoff enthalten seien."[60]

Dieser Ausschnitt bedeutet nach dem gesunden Menschenverstand folgendes: Die Impfung ist nutzlos, denn die Erkrankungen stiegen gar an, die Schuld wurde jedoch einer sogenannten Erregerverschiebung (Sub-Typen) zugeschoben. Leider wurde aber nicht 1+1 zusammengezählt und die richtige Schlussfolgerung gezogen: Die Impfung muss abgesetzt werden.

Auch die Hib-Erkrankungen[61] nahmen nicht ab, sie verschoben sich lediglich hin zu anderen Erregern.[62] Diese Erregerverschiebungen werden von der Schulmedizin nicht gerne in Verbindung gebracht mit den Impfungen, sondern es werden lediglich neue Impfungen gegen die neuen Erreger entwickelt.

---

[60] Quelle: Alexandre C, Duibos F: Rebound in the incidence of pneumococcal meningitis in northern France: effect of serotypre replacement. Acta Pediatr 2010, 99(11):1686-90;

[61] Die Krankheit beginnt als fieberhafte Infektion des Nasenrachenraums und kann dann aber Mittelohr- und Nasennebenhöhlenentzündung, Bronchitis und Lungenentzündung hervorrufen. Die gefürchtetste Komplikation ist eine eitrige Hirnhautentzündung (Meningitis).

[62] Impfschaden.info: Die Hib-Erkrankungen haben zwar in den letzten Jahren nach der Impfung abgenommen, insgesamt sind aber die bakteriellen Hirnhautentzündungen kaum zurückgegangen. Anscheinend kommt es hier zu einer Erregerverschiebung *(Müschenborn, s. Säuglinge und Kleinkinder mit unklarem Fieber; Päd. Hautnah 2000, 1;8-20)*
Eine Gruppe von Wissenschaftlern am Department of Medicine Georgia konnte feststellen, dass zwar die Hib Infektionen abnahmen, dafür aber Hif Infektionen (d.h. Haemophilus influenza serotype f) stark zunahm. 1989 war nur 1% von Hif betroffen, 1994 waren es hingegen schon 17%. Auch waren zudem mehr Erwachsene betroffen als Kinder. *(Urwin G, Krohn JA, Deaver-Robinson K, Wenger JD, Farley MM. Invasive disease due to Haemophilus influenzae serotype f: clinical and epidemiologic characteristics in the H. influenzae serotype b vaccine era. The Haemophilus influenzae Study Group.Clin Infect Dis 1996 Jun;22(6):1069-76)*

Ausweichende „Ersatz" Diagnosen

Es darf nicht sein, was nicht sein darf. So hat ein geimpftes Kind grundsätzlich mal nicht die Krankheit, gegen welches es geimpft wurde, sondern etwas Vergleichbares, solange dies aufrechterhalten werden kann. Denn es ist ja geimpft und damit gegen die Krankheit geschützt...

Immer wieder hören wir von Eltern, dass ihre geimpften Kinder zwar genau die gleichen Symptome, wie offiziell an diagnostizierten Masern erkrankte Kinder haben.[63] Die Diagnose vom Arzt lautete aber Hautekzem. Damit wird dieser Fall nicht in die Statistik einfliessen, denn die meisten Kinderkrankheiten sind meldepflichtig. Somit verschieben sich natürlich auch die Fallzahlen zu Ungunsten der Ungeimpften. Im Gegenzug wird bei Ungeimpften noch so gerne eine Krankheit diagnostiziert, gegen welche man sich ja hätte schützen können. Oft sind die Übergänge von der einen zur anderen Krankheit fliessend, was eine genaue Diagnose grundsätzlich nicht vereinfacht. Eine solche Vorgehensweise schafft nur neue Probleme: falsche Zahlen, so genannte falsch positive Zahlen, dadurch falsche Schlussfolgerungen über die Wirkung von Impfungen, dadurch erfolgt die Erhöhung des Druckes gegenüber Impfmuffel. Würde hier mit gleichen Ellen und einer gesunden Selbstkritik gearbeitet, wäre dieses Buch und die gesamte impfkritische Bewegung gar nicht nötig...

---

[63] Vor allem fällt dies in Familien mit mehreren Kindern auf. Während das erste noch voll geimpft wurde, das zweite aufgrund schlechter Erfahrungen kaum und der Rest gar nicht mehr, werden bei gleicher vergleichbarer Erkrankung der Kinder vom Arzt verschiedene Diagnosen gestellt.

Die Krankheitserfinder

Natürlich gibt es Masern, Röteln, Windpocken, Hirnhautentzündungen usw. Diese Krankheiten wurden sicherlich nicht erfunden, sondern sind mitunter, auch wenn höchst selten in unseren Breitengraden, mit schweren Nebenwirkungen oder gar Tod behaftet.

Es ist aber doch auffällig, dass sobald sich eine neue Impfung in den Studien als „erfolgreich" abzeichnet, die Gefährlichkeit einer Krankheit hochgepuscht wird. Mittels aggressivem Marketing werden die Krankheiten als Geisel der Menschheit mit hoher Sterblichkeitsrate verkauft, so dass eigentlich jeder lebensmüde sein muss, der die neue Impfung nicht will. Eines der aktuellsten Beispiele ist wohl die HPV Impfung (Gebärmutterhalskrebs)[64]. Auf diese soll hier nicht näher eingegangen werden. Sie ist jedoch ein Musterbeispiel für manipulative und Angst schürende Impfwerbung.

Diese Machenschaften der marketingmässigen Hochpeitschung einer Krankheit zur Erreichung eines kommerziellen Erfolgs gibt es jedoch nicht nur bei Impfungen. Auch andere Krankheiten wurden „erfunden" oder aufgeputscht, um die Geschäfte anzuheizen. Oder haben Sie nicht gewusst, dass Sie neustens depressiv und behandlungsbedürftig sind, wenn Sie mehr als zwei Wochen um einen verlorenen Menschen trauern?[65] Der

[64] Zur HPV Impfung finden Sie viele Infos unter den angegebenen Links hinten im Buch. Es gibt aber auch eine neue Facebookgruppe: HPV Impfung - Nein Danke
[65] Dies laut der neusten Ausgabe des DSM V (Diagnostic and Statistical Manual of Mental Disorders)

Umsatz der Antidepressiva wird es danken, unabhängig von der Wirkungslosigkeit derselben.[66]

Für Männer ab vierzig wird die zweijährliche Kontrolle des Cholesterins empfohlen. Jedoch gibt es kein gutes oder schlechtes Cholesterin. Auch kann der Cholesterinspiegel nicht durch die Nahrungsaufnahme beeinflusst werden.[67] Aber Cholesterinsenker gehören mittlerweilen zu den Blockbustern in der Medizin.

So sollte man auch bei der Auswahl der schulmedizinischen Prävention sehr vorsichtig sein. Denn die schulmedizinischen präventiven Diagnosemöglichkeiten - Prostata, Mammografie, Blutdruck uvm. - und deren Auslegung sind mehr als umstritten. Auch beim ADHS und bei anderen psychischen Störungen wurde deren Sinn in Frage gestellt.

Zusammengefasst bedeutet dies, dass Sie vorsichtig sein sollten, wenn etwas als besonders schlimm und tragisch dargestellt wird, Sie aber bisher entweder nichts oder in keinem Fall etwas in diese Richtung gehört haben sollten. Ebenfalls Vorsicht ist dann angebracht, wenn Druck, Zwang aufgesetzt wird und die Angstmacherei diese Massnahmen begleitet. In einem solchen Fall sehr skeptisch bleiben und diese Weisheit verinnerlichen: Glauben ist gut, Kontrolle ist besser! In unserem Fall ist Kontrolle gleichbedeutend mit Wissen aneignen. Denn die folgende Umfrageantwort sollte nicht das Leitmotiv des Menschen sein:

---

[66] Siehe Buch von Felix Hasler „Neuromythologie"
[67] Diverse Bücher befassen sich mit dem Cholesterin: Entsäuerung, Daniel Trappitsch; die Ernährungslüge, Hans Ulrich Grimm; Ärzte gefährden Ihre Gesundheit, Bernd Neumann; und viele andere

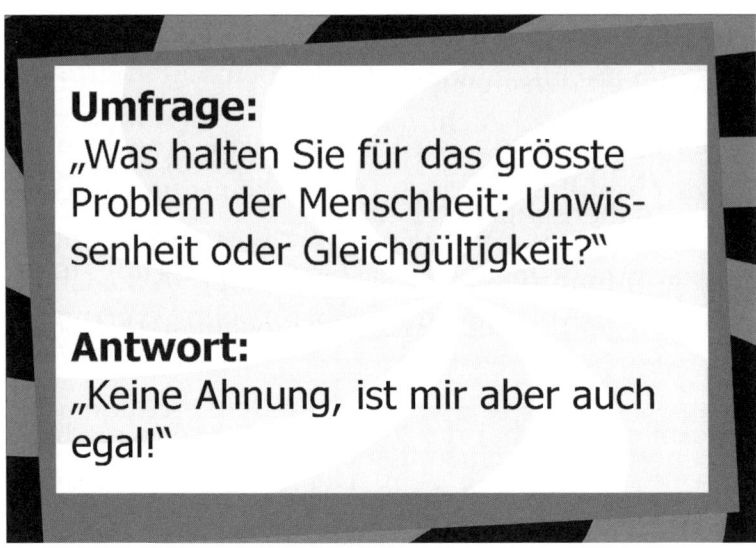

Umfrage:
„Was halten Sie für das grösste Problem der Menschheit: Unwissenheit oder Gleichgültigkeit?"

Antwort:
„Keine Ahnung, ist mir aber auch egal!"

Abschluss

Vor allem die Kinderkrankheiten und deren Symptome werden von der Schulmedizin nicht in einem ganzheitlichen Zusammenhang verstanden und meistens werden lediglich die Symptome unterdrückt. Wer einfach nur Farbe über den Rost am Auto schmiert, muss damit rechnen, dass der Rost wieder hervorkommt.

Kinderkrankheiten haben einen Sinn, auch wenn dieser nicht einfach zu verstehen ist. Es gibt jedoch kein risikoloses Leben, das ist ganz einfach unmöglich. Alles was wir tun hat in irgendeiner Form ein Risiko. Damit haben wir gelernt zu leben. Wir fahren normalerweise Fahrrad, Motorrad, Skier, Zug und sind uns bewusst, dass immer etwas passieren kann. Trotzdem tun wir es, denn wir wissen auch, dass die Gefahr, dass etwas passiert, wesentlich geringer ist, als dass nichts passiert. Würden wir auf Aktivitäten die ein gewisses Risiko beinhalten grundsätzlich verzichten, würden wir nicht leben können, sondern müssten in einer Ecke dahinvegetieren. Das Risiko gehört dazu, es ist ein Bestandteil des menschlichen Lebens.

Risikoabwägung ist jedoch eine Grundbedingung, in unserem Fall für ein gesundes und zufriedenes Leben. Wer mehr Angst vor der Krankheit als vor der Impfung hat, soll impfen. Wer aber den schlechtesten Berater den man sich denken kann, die Angst, überwunden und sich seine eigenen Meinung durch Aneignung von Wissen aufgebaut hat, wird nicht darum herumkommen, abzuwägen was denn nun schlimmer ist: die sehr seltenen Komplikationen von (Kinder)Krankheiten bei ungeimpften gesunden Menschen, oder die Nebenwirkungen die laut Beipackzettel der Impfungen zwischen sehr gering bis sehr häufig schwanken.

Die Angst blockiert das Leben und es wird sehr anstrengend. Ausserdem würden wir ganz nach Hiob „Was ich fürchtete, ist eingetroffen!" die negativen Ereignisse anziehen.

Wenn wir unsere Ängste abbauen können, dann ist das Leben wesentlich entspannter und weniger ermüdend. Wir können besser mit heiklen Situationen umgehen und müssen uns nicht von aussen leiten oder gar manipulieren lassen. Wir bestimmen unser Leben selbst. Wir führen ein selbstbestimmtes aber auch eigenverantwortliches Leben, so wie es von der Natur eigentlich vorgesehen ist. Ein spannendes, abwechslungsreiches, gesundes und befriedigendes Leben.

Genau dies wünsche ich Ihnen an dieser Stelle und hoffe, dass Sie Ihre Ängste gegenüber den Kinderkrankheiten abbauen konnten und die Selbstverantwortung für Ihre Gesundheit und die Ihrer Kinder, im Wissen um die ganzheitlichen Zusammenhänge, nun definitiv und vollständig übernehmen können und wollen. Denn denken Sie bitte immer daran: Sie haben IMMER die Verantwortung.

Daniel Trappitsch, im Januar 2014

Nachtrag Psychosomatik

Die nachfolgende Auflistung stammt aus dem Buch „Krankheit als Symbol" von Rüdiger Dahlke und kann interessierten Menschen durchaus noch mehr Entscheidungshilfen und Erklärungen geben.

Kinderkrankheiten allgemein: Konflikte, durch die das Kind zu Reifungs- bzw. Entwicklungssprüngen herausgefordert wird; Hautekzeme: eigene Grenze wird in Frage gestellt und mit Hautausschlag (schlimmstes überstanden) durchbrochen; Kampf zwischen Erbanlage und Ichkräften des Kindes; aus dem Chaos (Krankheit) in die Ordnung (Entwicklungssprung)

Masern: aggressiver, offensiver Kampf an den eigenen Grenzen; die Grenzen werden schmerzhaft überarbeitet und erneuert; grippale Begleiterscheinung: die Nase voll haben, etwas husten wollen usw.; Lichtscheu: die Vorbereitungszeit bis zum Durchbruch des Neuen in Dunkelheit verbringen wollen.

Röteln: Etwas Neues bricht sich aggressiv Bahn ins Leben des Kindes, die Hautgrenze wird von innen gesprengt; notwendiger Entwicklungsschritt.

Scharlach: schwerer Konflikt entzündet sich um die Eingangspforte in die körperliche Innenwelt; Hals- und Schluckbeschwerden: genug geschluckt haben, weiteres Schlucken tut weh; Erbrechen: sich zum „Kotzen" fühlen, etwas loswerden wollen; Himbeerzunge und scharlachroter Ausschlag: eine vitale, hochrote Energie bricht nach aussen durch; Aggressionen entladen sich körperlich.

Windpocken: schubweise ausbreitender und reizender Ausschlag bedeutet, dass das Neue schubartig und reizend durchbricht.

Zum Autor

Daniel Trappitsch ist gebürtiger Schweizer, Vater von zwei erwachsenen ungeimpften Kindern. Er absolvierte in den 90er die Ausbildung zum Heilpraktiker, leitete während rund 10 Jahren eine eigene Naturheilpraktikerschule. Heute arbeitet er in der eigenen Praxis. Seine Haupttätigkeit liegt jedoch in der Leitung des Netzwerkes Impfentscheid. Er unterrichtet für verschiedene Schulen diverse Themen aus der Naturheilkunde. Ausserdem hält er Vorträge in der gesamten deutschsprachigen Region.

Seine Meinungsbildung zum Impfen begann bereits vor der Geburt des ersten Kindes 1993. Seither beschäftigt ihn das Impfen tagtäglich. 2010 veröffentlichte er sein erstes Buch zum Thema Impfen. Im 2012 folgte der Doppelband zum Thema Entsäuerung. (siehe Literaturverzeichnis)

Literatur

- Albonico, H.-U., Dr. med., Gewaltige Medizin, Haupt Verlag
- Bachmair A., Risiko und Nebenwirkung Impfschaden, Eigenverlag
- Bielau, K., Dr. med, Hausarzt Natur, Styria Verlag
- Bruker, M. O., Dr. med., Allergien müssen nicht sein, emu Verlag
- Bruker, M. O., Dr. med., Biologischer Ratgeber für Mutter und Kind, emu Verlag
- Bruker, M. O., Dr. med., Unsere Nahrung, unser Schicksal, emu Verlag
- Bruker, M. O., Dr. med., Lebensbedingte Krankheiten, emu Verlag
- Bruker, M. O., Dr. med., Ziegelbecker, R., Vorsicht Fluor, emu Verlag
- Bruker, M.O., Dr. med., Zucker, Zucker, emu Verlag
- Buchwald, G., Dr. med., Impfen, das Geschäft mit der Angst, Verlag
- Buchwald, G., Dr. med., Der Rückgang der Schwindsucht trotz „Schutz"-Impfung, Hirthammer Verlag
- Chaitow, L., Vaccination and Immunisation, Saffron Walden Verlag
- Cournoyer, C., Impfschutz für Kinder, Fit fürs Leben Verlag
- Coulter, H. Dr. und Fisher B., Dreifachimpfung, ein Schuss ins
- Dunkle, Barthel & Barthel Verlag
- Coulter, H. Dr., Impfungen, der Grossangriff auf Gehirn und Seele, Hirthammer Verlag
- Delarue, S., Impfschutz, Irrtum oder Lüge?, Hirthammer Verlag
- Delarue, F. und S., Impfungen der unglaubliche Irrtum, Hirthammer Verlag
- Egli J. und Emmenegger J., Felix und Lea, Bilderbuch, Eigenverlag
- Egli J. und Emmenegger J., Förderung der Eigenheilkräfte, erh. Beim Netzwerk Impfentscheid Verlag
- Ehgartner B., Dirty little secret, Die Akte Aluminium, Ennsthaler Verlag
- Enders, N., Dr. med., Bedrohte Kindheit, Haupt Verlag 1996
- Goebel W., Glöckler M., Kinder-Sprechstunde, Verlag Urachhaus
- Graf, F., Dr. med., Die Impfentscheidung, sprangsrade Verlag
- Graf, F., Dr. med., Kritik der Arzneiroutine bei Schwangeren und Kindern, Eigenverlag
- Graf, F., Dr. med., Nicht impfen, was dann?, sprangsrade Verlag
- Graf F., Dr. med., Homöopathie und die Gesunderhaltung von Kindern und Jugendlichen, Sprangsrade Verlag
- Grätz, J.-F., Dr., Klassische Homöopathie für die junge Familie, Hirthammer Verlag, zwei Bände
- Grätz, J.-F., Dr., Sind Impfungen sinnvoll? Ein Ratgeber aus der homöopathischen Praxis, Hirthammer Verlag
- Grätz, J.-F., Dr., Die homöopathischen Potenzen, Hirthammer Verlag
- Grätz J.F., Dr., Sanfte Medizin, Tisani Verlag
- Grollmann H./Maurer U., Homöopathische Selbstbehandlung in Akutfällen, Groma Verlag
- Grollmann H., Maurer U., Klassische Homöopathie verstehen, Groma Verlag
- Kneipp S., Meine Wasserkur – So sollt ihr leben, Ehrenwirth Verlag
- Kneissl G., Dr. med., Impfratgeber aus ganzheitlicher Sicht, Hirthammer Verlag
- Loibner J., Dr. Med. Impfen – das Geschäft mit der Unwissenheit, Eigenverlag
- McTaggart, Lynne, Was Ärzte Ihnen nicht erzählen, Sensei Verlag,
- Mendelsohn, R., Dr. med., Wie Ihr Kind gesund aufwachsen kann – auch ohne Doktor, Verlag Mahajiva
- Mendelsohn, R., Dr. med., Männermacht Medizin, Verlag Mahajiva
- Mendelsohn, R., Dr. med., Trau keinem Doktor: Bekenntnisse eines medizinischen Ketzers,

Verlag Mahajiva
- Petek-Dimmer A., EmmeneggerJ., Rund ums Impfen, Netzwerk Impfentscheid Verlag
- Petek-Dimmer A., Kritische Analyse der Impfproblematik, zwei Bände, Netzwerk Impfentscheid Verlag
- Plotkin, Orenstein, Dres., Vaccines, W. B. Saunders Company
- Quast, U., Thilo, W., Fescharek, R., Dres., Impfreaktionen, Hippokrates Verlag
- Rauch, E., Dr. med., Blut- und Säftereinigung, Haug Verlag
- Rauch, E., Natur- Heilbehandlung der Erkältungs- und Infektionskrankheiten, Haug Verlag
- Roy, C. und R., Kinder mit Homöopathie behandeln, Knaur Verlag
- Renzenbrink, U., Ernährung unserer Kinder, Verlag Freies Geistesleben
- Rosendorff, A., Dr. med., Neue Erkenntnisse in der Naturheilbe handlung, aus fünfzigjähriger Praxis, Turm Verlag
- Ruesch, H., Die Pharma-Story - Der grosse Schwindel, Hirthammer Verlag
- Sandler, B., Dr. med., Vollwerternährung schützt ihr Kind vor Viruserkrankungen, emu Verlag
- Schär-Manzoli, M., Dr., Das Tabu der Impfungen, Eigenverlag
- Scheibner, V., Dr. Impfungen, Immunschwäche und plötzlicher Kindstod, Hirthammer Verlag
- Scheiwiller E., Dr. med., Homöopathie bei akuten Erkrankungen und Notfällen, Urban & Fischer Verlag
- Schwarz Rolf, Impfen—eine verborgene Gefahr?, Verlag Peter Irl
- Similia, Die Zeitschrift für klassische Homöopathie, Ausgabe 17, 1996, Spezialnummer: Impfschäden, Homöosana AG,
- Spiess, H., Dr. med., Impfkompendium, Thieme Verlag
- Splittstoesser, W., Dr. med., Goldrausch, Oder die Frage: Sind Impfungen notwendig, geeignet und zumutbar?, Eigenverlag
- Studer, H.-P., Dr. oec., Impfen, Ratgeber Konsumentenschutz
- Tolzin, H., Die Tetanus Lüge, Tolzin Verlag
- Tolzin, H., Die Seuchen-Erfinder, Tolzin Verlag
- Trappitsch, D., Impfen, Nietsch Verlag
- Trappitsch, D., Entsäuerung, ARGO Verlag
- Zoebl, M., Dr. med., Lesen Sie dieses Buch bevor Sie Impfling, Netzwerk Impfentscheid Verlag Netzwerk Impfentscheid

*Alle diese und andere Bücher, inklusiv das vorliegende Buch, sowie die vierteljährliche Zeitschrift **impf report** können beim Netzwerk Impfentscheid bzw. bei den verschiedenen impfkritischen Organisationen, bestellt werden. Bitte fordern Sie unseren kostenlosen Bücherkatalog und Flyer über die Impfproblematik an.*

Verlag Netzwerk Impfentscheid
Wetti 41, CH-9470 Buchs, Tel. +41(0)81633 122 6
E-Mail: info@impfentscheid.ch

Wichtige Adressen

Es gibt in fast allen Ländern impfkritische Organisationen. Die meisten sind miteinander vernetzt und tauschen Informationen aus. In der Schweiz, in Deutschland und Österreich finden regelmässig Impfforen statt. Es ist noch viel Abklärungs– und Aufklärungsarbeit zu leisten. Gesundheit und Wohlergehen sind das Ziel dieser Organisationen. Dieses Nachschlagewerk soll einen kleinen Beitrag dazu leisten.

Schweiz

Netzwerk Impfentscheid, Wetti 41, CH-9470 Buchs
www.impfentscheid.ch, Tel. +41 (0)81 633 122 6
E-Mail: info@impfentscheid.ch

Österreich

AEGIS Österreich, A-8563 Ligist 89, www.aegis.at
Tel. (+43) 03143 297 313, Fax (+43) 03143 29734
E-Mail: info@aegis.at

Luxembourg

AEGIS - Luxembourg, BP 120, L-8303 Cap
www.aegis.lu, Tel./Fax: +352 2739 7681
E-Mail: contact@aegis.lu

Deutschland

Schutzverband für Impfgeschädigte e.V. Beethovenstr. 27, D-58840 Plettenberg, www.impfschutzverband.de Fon: 0049 (0)2391 / 10626, Fax 0049 (0)2391) 609366, E-Mail: SFI-EV@t-online.de

Libertas & Sanitas e. V., Postfach 1205, D 85066 Eichstätt
www.libertas-sanitas.de, Fon: 0049 (0)8421) 903707
Fax (08421) 90761, E-Mail: info@libertas-sanitas.de
Netzwerk für unabhängige Impfaufklärung (NEFUNI)
Nefflenallee 2, D-74523 Schwäbisch Hall
Fon (+49) 0791/2041 124-7, Fax (+49) 0791/2041 124-8
E-Mail: moderator@impfkritik.de

Südtirol/Italien

AEGIS Südtirol, Koflerstrasse 16, I– 39030 Pfalzen
Tel.: 0039 0474 528 256, E-Mail: info@aegis-tirol.it

Vermittlung von wirtschaftsunabhängigen, ärztlich geprüften Ge-sundheitsberaterInnen GGB für

Deutschland, Österreich und Südtirol

Gesellschaft für Gesundheitsberatung GGB e.V.,
Dr.-Max-Otto-Bruker-Strasse 3, D-56112 Lahnstein/Rhein
Tel.(+49) 02621 9170 17 u.–18, Fax (+49) 02621-9170-33
E-Mail: info@ggb-lahnstein.de

Schweiz

GoGE Schweiz
www.goge-schweiz.ch — Beratungen, Tel. 043 311 56 45
E-Mail: info@goge-schweiz.ch

Weitere wertvolle und hilfreiche Kontakte, z.B. Therapeuten mit Erfahrung in der Behandlung von Impfschäden, finden Sie auf der jeweiligen Website.

Internetlinks

- www.impfentscheid.ch   Offizielle Website des Netzwerkes Impfentscheid
- www.rolf-kron.de   Sehr umfangreiche und empfehlenswerte Seite eines Arztes
- www.ungeimpft.net   Shop mit Produkten von ungeimpften Tieren
- www.impfschaden.info   Umfangreiche Sammlung von Infos
- www.impf-info.de   Grundlegende Impfinfos
- www.impffreiheit.de   Homepage zu Tierimpfungen
- http://www.ehgartner.blogspot.de/   sehr informative Seite von Bernd Ehgartner (Aluminium)
- www.groma.ch   gute Quellen auf der Suche nach Impfschäden und Impfinformationen
- www.artis-seminare.ch   Impfsymposiumorganisation
- www.chemtrails-info.de/impfaberglauben/impfspiegel.htm 300 Aussprüche ärztlicher Autoritäten über die Impffrage
- www.wahrheitsnetz.com Salzburger Vereinigung impfkritischer Gruppen (Studie ungeimpft/geimpft)
- www.alpenparlament.com und www.alpenparlament.tv Die Internetplattform für alternative Infos, auch zum Impfen

Weitere Links finden Sie über google. Ebenfalls existieren verschiedene Gruppen und Seiten in Facebook.

Kleinbuchreihe Impfen

Mit dieser Kleinbuchreihe Impfen möchte das Netzwerk Impfentscheid die breite und sehr oft kontrovers diskutierte Thematik des Impfens mittels einfach aber dennoch verständlich zu lesenden kleinen Büchern dem breiten Publikum zugänglich machen. Durch das Lesen dieser Bücher mit maximal 100 "All-inclusiv" Seiten verschafft man sich über ein spezifisches Thema sehr schnell eine Übersicht, um eine eigene Meinung bilden zu können und um weitere Entscheide zu fällen.

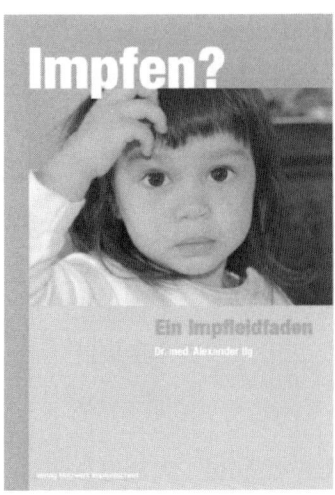

Die Erstellung der Buchreihe, gestartet im 2013, wird laufend ergänzt. Die weiteren Infos erhalten Sie auf der Website www.kleinbuchreihe-impfen.eu oder direkt beim

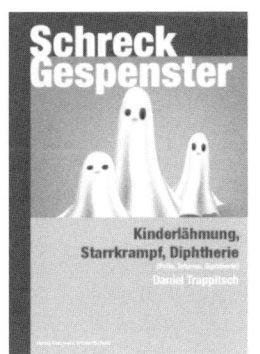

Netzwerk Impfentscheid
Wetti 41 | 9470 Buchs
+41 (0)81 633 12 26
info@kleinbuchreihe-impfen.eu
info@impfentscheid.ch

Auch als E-Books und in italienischer Sprache erhältlich

Überarbeitete und ergänzte Neuauflage!

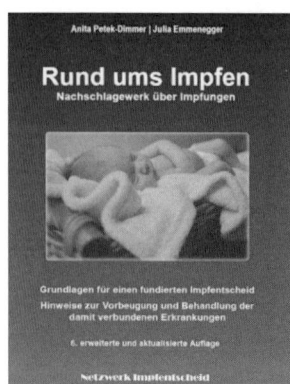

Rund ums Impfen ist ein übersichtliches Nachschlagewerk, in welchem jede Krankheit mit ihren Behandlungsmöglichkeiten, sowie die dazugehörige Impfung mit Zusatzstoffen, Nebenwirkungen, etc. genau beschrieben wird. Zusätzliche Hinweise, was im Falle des Impfens zu beachten ist, runden das Buch ab. Es enthält ausserdem Adressen von allen impfkritischen Organisationen in den deutschsprachigen Ländern, die umfassend über das Thema Impfen aufklären sowie die verschiedenen Impfpläne.

Julia Emmenegger, die diese 6. Auflage erweitert hat, kommt aus der Praxis. In ihrer über 30-jährigen Tätigkeit in der Mütter- und Väterberatung hat sie die Entwicklung der Impfungen miterlebt. Von der Impfbefürworterin wurde sie, durch die negativen Erfahrungen nach Impfungen, zur Impfkritikerin. Es ist ihr ein Anliegen, dass sich medizinische Laien leicht verständlich und gleichzeitig umfassend zum Thema Impfen informieren können.

Das Buch Rund ums Impfen ist das Einsteigerwerk für Schwangere, junge Eltern, aber auch für alle anderen Menschen, die sich mehr oder weniger am Beginn der Bildung eines eigenen Wissens zum Thema Impfen befinden. Das Thema Impfen wird sehr kontrovers diskutiert. Nicht nur deshalb ist ein eigenes Wissen mehr als nur nötig, um selbst entscheiden zu können. Denn die Verantwortung tragen wir für unser Tun IMMER selbst.

Julia Emmenegger, Anita Petek-Dimmer
230 Seiten kartoniert | CHF 19.90 | € 15.50
ISBN: 978-3-905353-02-0
Bei Ihrem impfkritischen Landesverband oder in jeder Buchhandlung.
Auch als E-Book und in italienischer Sprache erhältlich

Anita Petek-Dimmer

Kritische Analyse der Impfproblematik

Ein Kompendium über die wahre Natur der Impfungen, ihre Pathogenität und Wirkungslosigkeit

Die Autorin war im deutschsprachigen Raum bestens bekannt als profunde Kennerin des Impfwesens. Seit mehr als zwanzig Jahre befasste sie sich eingehend mit dieser Thematik. Diese beiden Bände sind aufgrund eines intensiven Literaturstudiums sowie zahllosen Diskussionen mit Ärzten, Biologen und Immunologen entstanden. Mit ihrer Fülle an Material gibt es derzeit kein vergleichbares Buch zu diesem Thema auf dem Büchermarkt. Die beiden Bücher sind mit ihren ausführlichen und reichlichen Quellenangaben auch eine wertvolle Hilfe für diejenigen, die sich weiter in die Materie vertiefen wollen. Besonders für Therapeuten sind sie in ihrer täglichen Arbeit als grosse Stütze gedacht.

In **Band 1** sind sämtliche für unsere Kinder empfohlenen Impfungen, einschliesslich Grippe, Pneumokokken und Meningokokken detailliert beschrieben. Angefangen von der Geschichte der einzelnen Krankheiten, ihrer Behandlung und evtl. Komplikationen wird über die dazugehörigen Impfstoffe, ihre jeweiligen Nebenwirkungen, Zusatzstoffe sowie ausführlich über die Wirksamkeitsstudien berichtet.

In einem eigenen, grossen Kapitel wird der Frage über die wahre Ursache von Krankheiten nachgegangen. Bei einem Blick zurück in die Geschichte der Impfungen beschreibt die Autorin die verhängnisvolle Wende in der Medizin, die durch Louis Pasteur und Robert Koch eingeleitet wurde und die die heutige Medizin in eine Sackgasse geführt hat. Sehr ausführlich ging sie auf den Pleomorphismus ein, also auf die wirkliche Rolle und Aufgabe der Mikroben in unserem Organismus. Wenn man diese grundlegenden Dinge verstanden hat, weiss man auch, wieso die Antigen-Antikörper-Theorie nicht stimmen kann.

In **Band 2** sind alle 2006 erhältlichen Reiseimpfungen ebenso ausführlich beschrieben wie im ersten Band die Allgemeinimpfungen. Als bisher erstes Buch im deutschsprachigen Raum enthält es zudem sämtliche Tierimpfungen, detailliert beschrieben und mit vielen Beispielen versehen. Ein grosses Kapitel ist den Impf-   zusatzstoffen gewidmet, ihrer Bedeutung, Herkunft und Wirkung auf den Menschen, bzw. die Tiere. Eine Samm-   lung dieser Fakten ist bislang einzigartig in der Literatur.

Jeder Band enthält ca. 420 Seiten, gebunden.

Band 1, ISBN 978-3-905353-56-3
Band 2, IBSN 978-3-905353-57-1

Julia Emmenegger, Judith Egli

Förderung der Eigenheilkräfte

Gesundheits- und Krankenpflege mit natürlichen Anwendungen für Gross und Klein

Dieses Buch gehört in jeden Haushalt.

Hier finden Sie altes Wissen unserer Grossmütter,

das in Vergessenheit zu geraten droht

Viele Menschen stehen bei alltäglichen gesundheitlichen Störungen ratlos da. Sie wissen sich und ihren Kindern nicht zu helfen. Dieses Buch erörtert die Grundlagen zur Gesunderhaltung. Es zeigt auf, wie mit einfachen Massnahmen wie Bäder, Wickel, Kräuteranwendungen, angepasster Ernährung, der nötigen Ruhe und einer positiven Lebenseinstellung die Eigenheilkräfte angeregt werden können, um die Selbstheilung einzuleiten. Dazu braucht es keine besonderen Einrichtungen oder kostspieligen Anschaffungen. Das Vorgehen und die korrekte Handhabung der Heilmethoden ist für alle lernbar.

Die Autorinnen geben regelmässig Kurse, an denen dieses Wissen anschaulich demonstriert und weitergegeben wird.

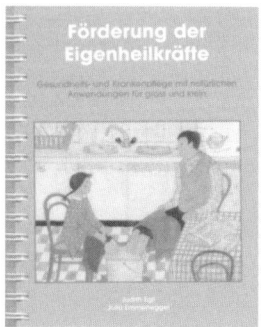

ISBN 978-3-905353-60-1

Impfen

Eine kritische Darstellung aus ganzheitlicher Sicht

Auswirkungen auf die körperliche und seelische Entwicklung des Menschen

Ein detaillierter Ratgeber für Eltern, Heilpraktiker und Ärzte

Impfen soll den menschlichen Organismus künstlich vor Infektionen schützen. Noch heute wird behauptet, dass Impfungen einen medizinischen Sinn hätten und eine der grössten Errungenschaften seien. Aus ganzheitlicher Sicht werden gegen Impfungen jedoch sehr kritische Einwände erhoben. Sie stören nicht nur das Gleichgewicht unseres Immunsystems und können zu Folgekrankheiten wie Allergien und Entzündungen führen. Sie sind auch unter Schulmedizinern allein aufgrund ihrer gefährlichen Zusatzstoffe umstritten, wie die Diskussion um den H1N1-Impfstoff zeigt. Und Impfungen behindern die ganzheitliche Entwicklung, vor allem die des Kindes, mit den entsprechenden Auswirkungen bis ins Erwachsenenalter.

Daniel Trappitsch hat eine umfassende Bestandsaufnahme zum Thema „Impfen" gemacht, die die historischen Hintergründe darstellt; medizinisch-naturwissenschaftliche Grundlagen erklärt; Impfkritiker und Impfbefürworter berücksichtigt; Impfstoffe und die durch sie bewirkten Impfschäden behandelt; aufzeigt, wie Impfen die spirituelle Entwicklung des Menschen beeinträchtigt.

Erschienen im Nietsch Verlag, Freiburg

270 Seiten | Hardcover

ISBN 978-3-939570-75-2

Lesen Sie dieses Buch bevor Sie Impfling

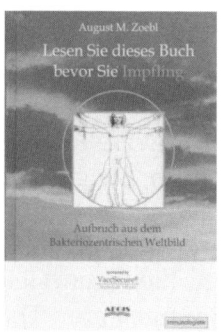

Dieses Buch ist für all jene geschrieben, die keine Impf*beratung*, sondern eine Impf*befreiung* suchen

Dr. med. August M. Zoebl, Jahrgang 1966, Arzt und Consultant, sehr tolerant (hat nichts gegen Schulmediziner, solange sie ihre Grenzen kennen). Hält den Erreger für einen Teil des Immunsystems.

Die Frage *„Soll ich impfen oder nicht?"* ist nicht lösbar, solange wir noch immer *glauben,* dass der Erreger einen *Eindringling* darstellt und das Immunsystem der *Abwehr* von Erregern dient.

In dem Moment, wo wir *erkennen,* das der Erreger ein unverzichtbarer *Teil* des *Immunsystems* ist und beide zusammenarbeiten, verschwindet unsere Angst vor Erregern und damit auch die Notwendigkeit des Impfens ins völlige Nichts. Die Erregerangst verschwindet so, wie die Angst der alten Seefahrer vor dem Hinunterfallen von der Erdscheibe in dem Moment verschwand, als man erkannte, dass die Erde keine Scheibe, sondern eine Kugel ist. Nicht das Immunsystem war unvollkommen, sondern unsere *Sichtweise* vom Immunsystem.

Es geht nicht darum, etwas zu verändern oder zu verbessern, sondern darum, aus einer selbst gemachten Furcht aufzuwachen. Erst dann können wir das Impfen als das erkennen, was es immer schon war: Ein reines Kunstprodukt einer erregerzentrierten (= bakteriozentrischen) Sichtweise.

Erschienen im Netzwerk Impfentscheid Verlag, Buchs

208 Seiten | Hardcover

ISBN 3-905353-59-8

Impfen, Segen oder doch ein Problem?

Die wichtigste Aufgabe, welche wir uns als Verein gesetzt haben, ist die gezielte Aufklärung über Impfungen, sowohl bei Menschen als auch bei Tieren, ihre Gefährlichkeit und Wirkungslosigkeit. Deshalb bieten wir Vorträge an. Die Vorträge richten sich in erster Linie an Eltern mit Kindern, Ärzte und Menschen aus dem Gesundheits- und Erziehungswesen. Je nach Zielgruppe ist der Inhalt des Vortrages entsprechend angepasst. Rufen Sie uns bitte an, wenn Sie einen Vortrag in Ihrer Nähe wünschen. Für Ärzte, Krankenschwestern, Hebammen, usw. für Therapeuten von verschiedenen Heilrichtungen halten wir sowohl Vorträge als auch Fortbildungen zum Thema Impfen.

Auf der Homepage der jeweiligen impfkritischen Organisationen sind die aktuellen Daten der öffentlichen Vorträge laufend ausgeschrieben, sowie in der neuesten Ausgabe der Zeitschrift **impf report** . Gerne geben wir auch telefonisch Auskunft. Es ist uns ein Anliegen, möglichst viele Menschen zu erreichen.

In den einzelnen deutschsprachigen Ländern finden regelmässig ganztägig Impfforen mit internationalen Referenten statt.

Wir brauchen Sie!
Mitgliedschaft
bei einer länderspezifischen impfkritischen Organisation

Sie sind ganz herzlich eingeladen, Mitglied eines länderspezifischen impfkritischen Vereins zu werden. Damit werden Sie durch regelmässige Infos, z. B. den **Impf report,** zu den Themen Impfen, Gesundheit und Ernährung informiert. Und Sie helfen so mit bei der Wahrung der Impffreiheit, die in vielen Ländern immer mehr eingeschränkt werden soll.

Infos erhalten Sie hier:
Netzwerk Impfentscheid
Wetti 41, CH-9470 Buchs, Tel.(+41) 081 633 122 6
E-Mail: info@impfentscheid.ch, www.impfentscheid.ch